海派中医·杨氏针灸

芒针疗法教程新编

主编 沈卫东 王文礼

上海科学技术出版社

图书在版编目（CIP）数据

芒针疗法教程新编 / 沈卫东，王文礼主编. -- 上海：
上海科学技术出版社，2021.5
ISBN 978-7-5478-5309-2

Ⅰ. ①芒… Ⅱ. ①沈… ②王… Ⅲ. ①针刺疗法
Ⅳ. ①R245.31

中国版本图书馆CIP数据核字(2021)第061748号

芒针疗法教程新编
主编　沈卫东　王文礼

上海世纪出版(集团)有限公司
上海科学技术出版社 出版、发行
(上海钦州南路71号　邮政编码200235　www.sstp.cn)
浙江新华印刷技术有限公司印刷
开本787×1092　1/16　印张8.5
字数：120千字
2021年5月第1版　2021年5月第1次印刷
ISBN 978-7-5478-5309-2/R·2290
定价：45.00元

本书如有缺页、错装或坏损等严重质量问题，
请向工厂联系调换

【编委会名单】

主　审

吴焕淦

主　编

沈卫东　王文礼

副主编

樊文朝　于安伟　殷晓聆

编　委

（按姓氏拼音排序）

蔡　娲　崔光卫　樊文朝　李　琪
李晓燕　李一婧　戚洪佳　王文礼
杨　红　殷晓聆　于安伟　张　堃

【序 言】

芒针系由古代"九针"之"长针"演变而来,最早可追溯到《黄帝内经》,《灵枢·九针十二原》中描述:"八曰长针,长七寸……长针者,锋利身薄,可以取远痹……"可见,古代"长针"为现代"芒针"的前身,但"芒针"之称谓近代才出现,具体起源于何时何处,由何人首先命名,已无从考证。

芒针疗法作为目前中医药疗法中的一种特色疗法,经过近现代的临床应用和发展,体现出了较好的临床疗效,也有较多学者进行了临床及实验研究,进行了整理归纳。上海中医药大学沈卫东教授通过多年对芒针的临床应用,积累了丰富的经验,并总结出芒针具有定向深透、直达病所、一针多穴、穴少而精、针术独特、配穴灵活、弯针透刺、方向明确的特点。同时针对现代化中医医院或中医科室发展中的质控问题,设计出一种非接触式芒针:三段分体式套管芒针,且可单根独立无菌包装,使芒针的操作过程趋于简便,更符合无菌操作的规范要求。

参加本书的编写人员均为跟师多年的学生及师承人员,对沈卫东教授芒针临床的诊疗思想及技术特色有一定的体会。本书分上下两篇,上篇主要介绍芒针疗法特色、芒针操作以及非接触式芒针,由李一婧、王文礼、樊文朝、于安伟编写;下篇按脏腑病、经脉病、经筋病、络脉病和皮部病5部分介绍相应疾病的诊治以及芒针的具体操作,其中脏腑病由李琪、蔡娟和杨红负责编写,经脉病由戚洪佳、蔡娟编写,经筋病由李晓燕、蔡娟编写,络脉病由殷晓聆、张堃编写,皮部病由崔光卫编写。

本书得到了上海市针灸学会会长吴焕淦教授的大力支持并审阅指正。本书图片均系上海市瑞金康复医院孙淋平、太仓市中医医院王怡心两位同志手绘,此处一并致谢。感谢江苏三才五妍医疗科技发展有限公司于安伟先生对本书出版的大力襄助!

编写者跟师、临证尚浅,错谬之处,敬祈医界同道不吝赐教。

编著者

【目　录】

概论篇

临床篇

概论篇

芒针疗法的注意事项

——对患者要做好思想工作，耐心解释，使其放松，防止对较长的针具发生恐惧心理，同时保持舒适持久的体位，进针后不可随意改变体位，防止发生晕针、滞针等异常情况。

——如有过饥、过饱、酒醉、疲劳过度、大汗、大泻者，应说服其在较适当的情况下，再考虑使用芒针治疗。

——保持诊室环境通风、温暖。

——针刺前仔细检查，发现针柄不牢固或针身有损伤侵蚀应及时替换。

——进针时避开皮肤表面血管；针刺时，轻刺慢移，不行大幅度提插捻转针法；出针后及时按压 2~3 分钟。

——由于芒针身长而细，医者针刺时避免捻转角度过大或向同一方向捻转；避免行针时间过长，手法过重。如果技术不熟练，很容易发生弯针、滞针，甚至断针。滞针、弯针应根据相应处理办法进行处理，不可蛮力抽拔。

——芒针操作时要严格执行无菌操作流程，针具要彻底消毒或采用一次性芒针针具，避免交叉感染。

——针刺时切忌快速提插捻转，当进针遇到阻力时，须及时退针或改变方向再进，避免刺伤内脏或大血管等。

——针刺内脏处体表腧穴时，避免针刺过深；加强对腧穴解剖知识的学习，避免不当操作手法。

——针刺颈项、背部腧穴时，避免针刺过深；选择恰当的角度和方向。

——针刺的顺序一般自上而下，先针远离医生的一侧，后针靠近医生的一侧。若一个患者需采用三种体位取穴针刺时，先针背部，再针体侧部，最后针胸腹部，即嘱患者先俯卧，再侧卧，最后仰卧。

——由于芒针体长刺深，感应强，所以医生在操作过程中要注意力高度集中，全神贯注，密切观察患者反应、表情、精神活动情况与得气情况，医患密切配合。

第一章

芒针疗法简介

第一节 ◎ 芒针疗法的发展

芒针是针灸工具的一种，由古代九针之一的长针演变而来，因针体细长，形如麦芒，故称为芒针。芒针在漫长的针灸历史进程中，随着不同时代制备工艺的迅速发展，也得以不断演变改良。目前芒针一般用较细而富有弹性的不锈钢丝制成，得到了更好的重视和临床应用。

《黄帝内经》曾记载"九针"的制作、形状及用途，如《灵枢·九针十二原》中所述："八曰长针，长七寸……尖如蚊虻喙……以取痛痹。长针者，锋利身薄，可以取远痹。"《灵枢·九针论》又进一步阐释："八风伤人，内含于骨解腰脊节、腠理之间，为深痹也，故为之治针，必长其身，锋其末，可以取深邪远痹……取法于綦针，长七寸，主取深邪远痹者也。"以上描述充分说明芒针是由古代九针之一的"长针"发展而来。一般来说，毫针的针尖细如蚊虫嘴，医者将其轻缓刺入体内，静候其气，其针身纤细而可以留针养气，用来治疗痛痹。长针，针锋锐利，针身薄而长，用来治疗久痹。

虽然《内经》对长针有所描述，但《内经》中对长针的厚薄和宽度既无相关记载，亦无图解，之后在不同时期被历代医家所研究和运用。

元代杜思敬在《针灸摘英集》中记载："毫针，法象毫，尖为蚊虻喙，长三寸六分，调经络去疾病。长针，锋如利，长七寸，痹深居骨解腰脊节腠理之间者。"（图1）

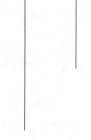

图1　长针、毫针

3

明代张景岳所撰《类经图翼》中记载:"毫针,尖如蚊虻喙,取法于毫毛,长一寸六分,主寒热痛痹在络。长针,长其身,锋其末,取法于綦针,长七寸,主取深邪远痹。"

明代杨继洲撰《针灸大成》中分别描述了毫针和长针:"毫针,法象毫,尖为蚊虻喙,长三寸六分,取痛痹刺寒者用此。长针,锋如利,长七寸,痹深居骨解腰脊节腠之间者用此。今之名环跳针是也。"

后来在清代吴谦编著的《医宗金鉴》中也记载:"毫针者,尖如蚊虻喙者,取法于毫毛,长二寸六分,其必尖如蚊虻喙者,取其微细徐缓也。长针者,取法綦针,针长七寸,为其可以取深邪远痹也。"

民国时期赵熙、孙秉彝、王秉礼合编的《针灸传真》中记载:"毫针,尖如蚊虻喙,取法于毫毛,长一寸六分,主寒热痛痹在络。长针,长其身,锋其末,取法于綦针,长七寸,取深邪远痹。"

1957年人民卫生出版社出版的《针灸学简编》中同样记载:"毫针,针体如毫毛,针尖如蚊虻之喙,三寸六分,主治邪客经络所发之痛痹。长针,体薄,针尖锋利,形如鞋上装饰所用之綦针,七寸,主取深部邪气、日久痹症。"

以上可见,历代医家对芒针多有研究运用,模仿沿袭,但皆有不尽相同之处。20世纪60年代初,杨兆钢师承针灸大师沈金山的独门绝技,反复实践,结合中西医理论及神经解剖、生理学等现代科学知识,改革创造出一套独具风格的芒针技术和较为完善的芒针理论体系。尤其是改革开放以来,由于芒针针体纤细,深刺后只要掌握好部位,安全性高,又常获奇效,所以深受广大医家及患者欢迎,芒针疗法在国内外快速传播发展起来。

第二节 ◎ 芒针疗法的特色

芒针疗法与一般针灸技术略有不同,尤其在刺法、选穴及治疗上有其独特性,在通调腑气、疏理气机、治疗某些顽疴沉疾上优于多数针具。具体有以下特点。

一 定向深透、直达病所

芒针针体细长且富有弹性,患者既无痛苦,也较为安全,又可弥补短针之不足,特别适用于治疗病位较深的顽疾。芒针深刺刺激人体穴位的内部较深层次,直接对该部疾病起到治疗作用,达到一般针刺或药物不能直达的病所,如芒针定向透刺,取秩边透水道治疗前列腺疾患或妇科疾患。

二 一针多穴、穴少而精

临床治疗中芒针可直刺深透或一针多穴,即透穴,选穴"少而精",对于病位面积大的疾患,有些病只需一两个穴位即可解决,这样既避免重复进针给患者带来的痛苦,又扩大针刺感应面,贯通多条经脉,以达疏通经络、调整气血、安神止痛、散瘀破血之功。如坐骨神经痛取环跳穴,深刺使其纵行感传一直到足;哮喘用天突穴沿胸骨柄内壁,直到深部,可以贯通璇玑、华盖等穴,出针后病人立即感到胸闷缓解。

三 针术独特、配穴灵活

芒针在操作时特别强调双手协调,灵巧配合,进针要求双手进针,轻捻缓进,徐徐刺入。芒针一般可不留针,或者配合电针使用,根据病变特点,采取疏弹趋动、技巧术行的针术。配穴方法灵活多样,根据不同病种、不同部位采用相应的配穴方法。切忌大幅度捻转和提插。特别重视气至病所和经络感传,往往可获奇效。

四 弯针透刺、方向明确

芒针疗法针身较长,进针较深,尤宜透刺法、弯针法,故特别重视进针方向、角度和深度、针法操作技术及对人体解剖结构的认识。

芒针疗法在汲取前人经验的基础上,不断完善发展,形成了一套独特的芒针疗法理论体系,为针灸界增光添彩。

第三节 ◎ 芒针疗法的治疗原则

一 轻重缓急,标本兼施

中医学非常重视人体,认为人体本身有系统性、完整性并与自然界有着密切的相互关系。而人体是一个不断运动着的有机整体,对于机体整体系统性的形成,则是以六腑配合五脏,通过经络系统"内属于五脏,外络于肢节"的作用而实现。在疾病发生、发展的过程中,经常有很多临床表现显示标本缓急错综复杂,同时还经常伴有假象的出现。坚持整体观念、辨证论治,方能抓住疾病的本质,从而达到治愈疾病的目的。

(一)急则治其标

根据"急则治其标,缓则治其本"的原则,当出现某些不及时处理可能会危害生命的情况或严重影响生命质量时,必须首先治疗标病。如腰痛引起的下肢放射痛、麻木等明显症状,应先以芒针刺环跳,缓解下肢痛麻的症状。

(二)缓则治其本

"治病求本"是疗疾的根本目的与需求。在疾病发生、发展的整个过程中,当无危及生命的症状时,则应治其本病。芒针疗法治疗时同样遵循此原则,始终在选穴配方中抓住疾病的主要矛盾,辨证施治。如一些急慢性疼痛,可由血虚、血瘀、痰浊、阳亢、癥瘕积聚等多种因素所致,治疗时不能单纯地"头痛医头,脚痛医脚",而应积极寻找疾病发病的因素,明确病变的部位,应用经络及八纲辨证,确立腧穴处方以及操作方法。芒针疗法严格遵循中医学整体观,治疗局部病变要从整体出发考虑,选取适当的穴位,采取适当的手法。通过刺激体表腧穴而刺激到深部经络系统,而且还可直接刺激到脏腑周围和某些器官本身,因而对机体的影响是多方面的、整体的。

(三)标本兼施

疾病发生、发展过程中的矛盾是错综复杂的,即为疾病的"标本缓急",包括疾病的本质与现象、原因与结果等多方面的矛盾关系。当疾病的表象与病因并重,并且无危及生命的症状时,应当通过五官、形体、色脉等外在变化,了解和判断内脏病变,从而做出正确的诊断和治疗,达到标本同治的目的。

二 辨证论治,补虚泻实

辨证论治,是中医基础理论的核心内容及临床治疗总则。同时,结合八纲辨证、脏腑辨证、经络辨证,并在准确辨证的基础上,处方选穴,运用不同的针刺手法,进行合理的治疗。尤其是补泻手法,必须在虚实定性后才能施行,正如《灵枢·九针十二原》"虚则实之,满则泻之,菀陈则除之,邪盛则虚之"以及《灵枢·经脉》"盛则泻之,虚则补之……陷下则灸之,不盛不虚以经取之"所云,足以说明在临床诊治上,对虚证、实证辨证论治的重要意义。辨别虚实证,必须综合体质病情作全面分析,不能单凭一两种症状而确诊,因为证候的出现常是虚实错杂。同一疾病,由于体质和各种致病因素的不同,初病、久病与证候表现的不同,虚和实的不同,因而治疗的方法便有区别。例如临床上治疗"喘证",必须区分虚实两证的严格界限,属于实喘的多用泻法,取穴以列缺、尺泽、膻中、大椎、曲池、丰隆等穴位为主,而虚证则以补益肝肾、补益肺气为治则,选取肺俞、肝俞、肾俞、气海、关元等穴。手法适当,则效果明显;反之,会使病情更趋加重,所以分清虚实补泻十分重要。

三 扶正祛邪,平衡阴阳

扶正祛邪是指芒针可以扶助机体的正气,并能祛除病邪。《素问·遗篇·刺法论篇》"正气存内,邪不可干"以及《素问·评热病论篇》"邪之所凑,其气必虚"均体现了针灸在治病过程中必须发挥扶正祛邪的作用。疾病的发生,从根本上来说,是阴阳的相对平衡遭到破坏,造成偏盛偏衰的失衡结果。因此,调整阴阳,恢复相对平衡,促进阴平阳秘,是使用芒针进行临床诊治的基本原则。"阴盛则阳病,阳盛则阴病",对于人体发生疾病的这一主要变化,运用芒针疗法来相应调节阴阳的盛衰,调节脏腑经络的功能恢复正常,方可使机体转归,回到"阴平阳秘"的状态。例如治疗肝阳上亢所导致的头痛、易怒等症,既可以用足厥阴肝经的太冲、行间等穴清泻肝阳、滋水涵木而祛邪,又可以选取足少阴肾经的太溪、水泉等穴滋补肾阴而扶正,则阴阳平衡,疾病自除。

第四节 ◎ 芒针疗法的作用与机制

一 芒针疗法的作用

芒针疗法可以用"疏弹趋动,技巧术行"八个字来概括,即利用芒针深刺的手段,疏导经络、脏腑气血,运用医者弹动的针刺手法,使机体各部分之间的功能处在新的动态平衡之中,然后根据人体的虚实寒热,辨证施术,运用灵巧的治疗方法,达到针刺治疗疾病的目的。

(一)通调气血

芒针可以通任调气,梳理气机。如古人云:"中脘者,察人之中气,背气之所出。针之能激发诸经阳气,振奋中阳升清降浊。"如临床上气机不畅,常取鸠尾、中脘、上脘、下脘、水分等穴,用来治疗上、中、下焦气机不利之症,并多用芒针深刺、透刺此类穴位。中脘为胃之募穴,在取穴时特别强调要具体掌握局部解剖特点,并应根据毗邻脏器的局部特点施术。切忌粗暴刺入,而应手法灵活,轻捻缓进,利用针体自身的弹性,缓缓下压,使良好的感应随针体上、下趋行,以达气至病所、补虚泻实之目的,对气机不畅及中气下陷等病症,有立竿见影之功。

(二)调神

芒针妙刺可调神。《类经》曰:"医必以神,乃见无形,病必以神,血气乃行,故针以治神为首务。"临床上行芒针针刺时强调集中精力,全神贯注,如临大敌,持针如握虎。进针时注意稳准、轻快,即刺穴要准,手法要轻,指力轻巧,进针快,无痛进针,持针要稳,姿势自然。押手示、中两指循探取穴,刺手密切配合,在运针时注意患者神态变化,起到疏通经络、安神止痛之效。

二 芒针疗法的机制

针刺经穴"得气"后产生的酸麻胀重等感觉,沿着经络循行路线传导,到达病灶部位而获良效,是针刺疗法的基本原理。芒针对机体可起到镇痛作用,对机体各系统功能起调整作用,对机体的免疫功能起增强作用。目前研究的主要是经络和神经、体液的密切关系,以经络理论为指导的针灸疗法可引起神经、内分泌、循环、免疫等系统的变化。芒针除具有毫针特性外,还适用于治疗"深邪远痹""沉疴顽疾"等证,其原理可能是通过深刺特定穴及结合巧妙的手法"直达病所"而"气至有效"。

(一)传统医学机制

《素问·刺齐论篇》曰:"刺骨无伤筋者,针至筋而去,不及骨也……不及脉也。"古人告诉我们,针刺时一定要针达病位,否则疾病非但不去,反而伤及其他。

芒针疗法特别强调寻找特定穴和强调得气,如取枢纽性穴位中脘深刺可以治疗消化系疾病。因此,芒针对于机体是多方面的整体影响,通过打通全局以促进局部功能的恢复。

历代医家极为重视得气和气至病所。临床实践也证明,针刺得气是治疗效果的关键。"气速至而速效,气迟至而不治"。《灵枢·九针十二原》指出:"刺之要,气至而有效,效之信,若风之吹云。"说明得气或不得气,得气的程度,决定着针刺后疾病的变化和疗效的好坏。目前,现代将得气称为针感或针刺感应,有的患者在针刺后不仅有局部针感,而且有循经上下传导的感应,针感沿既定的方向循行直至病变所在,这是较强的针感,针灸学上称之为"气至病所"。得气是芒针的最基本要求,也是屡屡获得奇效的根本原因。《灵枢·九针十二原》说:"刺之而气不至,无问其数;刺之而气至,乃去之,勿复针。"其大意为不论如何,针刺必须得气,得气以后方可出针,停止治疗。因此临床运用芒针治疗疾病时,十分重视候气、守气,注意"气至"的状态变化,以便正确把握时机,使尽快达到气至病所的状态。正如《素问·宝命全形论篇》里提到:"……经气已至,慎守勿失。深浅在志,远近若一,如临深渊,手如握虎,神无营于众物。"可见医者要静静地体察针下的感觉,气来时很急,去时很快,因此要集中精力,密切注意,把握住施行手法的时机。

(二) 现代医学机制

现代医学研究表明,得气感觉的持续与深感觉传导通路关系较大,深部感受器是产生针感的主要感受装置。实验也证明,用普鲁卡因封闭穴位深部组织后,原来所看到的针刺效应就不再出现,若封闭皮肤或皮下,则不影响针刺效应或者影响不大。研究者以人需截肢的肢体为研究对象,用自行设计的活动同心电极"蓝点法",作腧穴针感定位标记。共观察了足三里穴等 14 个腧穴的 44 个针感点的形态结构,见酸、麻、胀、痛(不包括针刺皮肤时的痛)、酸胀、酸麻、酸痛、胀痛、胀麻、酸胀痛及无针感共 11 种性质不同的感应,分别定位于肌肉、肌间结缔组织、肌腱、骨膜、关节囊、关节囊内的结缔组织及皮下结缔组织中,发现一种结构可产生不同性质的针感,而同性质的针感又可分别出现于几种不同的结构中,从总体看,体针腧穴针感主要形成于深部组织中。由此可知,深部及顽固的疾病需要芒针深刺后结合巧妙的手法,才能有效地刺激到深部感受器,并使之广泛发放和传递针感,扩大传导感应面,引起全身各种有效变化,通过提插、捻转的机械运动刺激来调节气机,从而使机体趋于生理平衡。

有研究者认为得气的感觉装置是小神经束和游离神经末梢,而神经纤维直径的粗细或传导速度的快慢不同又影响得气的情况。针的机械刺激兴奋了某些传入神经末梢和/或感受器,使它们发放传入冲动,引起酸、麻、重、胀等感觉,有时又反射性地引起针处肌肉痉挛,使施针者手下产生沉、紧、涩等感觉,同时反过来加强针的刺激作用,使更多的感受器兴奋,这样使针刺得气发挥了不可忽视的作用。所以,有效地调节针感是提高疗效的重要一环。

芒针良好的镇痛机制也如上所述。芒针深刺直接感传痛症部位,充分有效地激发体内的抗痛功能和局部代谢调节,从而提高镇痛疗效。如治疗坐骨神经痛,当芒针深刺环跳穴直刺至坐骨神经干,可产生强烈的触电感,止痛效果极佳,此处肌肉肥厚,非长针效果不佳。

第二章

芒针的使用

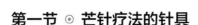

第一节 ⊙ 芒针疗法的针具

一 芒针的针具

目前临床一般用 75 mm、100 mm、125 mm、150 mm、175 mm、200 mm、250 mm 等长度的芒针。其中以长度 100～150 mm，直径 0.30 mm、0.35 mm、0.40 mm 规格的芒针使用较为常见。

芒针的结构可分为 5 个部分(图 2)。

针尖：针的最尖端。

针身：针尖和针根之间的部分。

针根：针身与针柄相交界的地方。

针柄：针身之后至针尾之间的部分。

针尾：针柄的末端部分。

要求针体应光滑、无锈蚀，针尖宜端正不偏，光洁度高，尖中带圆，针身粗细均匀，针柄无松脱。

二 芒针的检查与收藏

(一) 芒针的检查

芒针在每次使用前后均要严格检查，如发现有尖端毛糙、

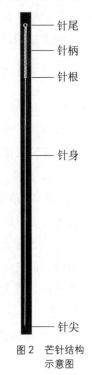

针尾
针柄
针根

针身

针尖

图 2　芒针结构示意图

11

锈斑、折痕等损伤，则应弃用，以免造成不良后果。

1. 检查针尖。注意是否有钩曲或卷毛现象，针尖过分尖锐者往往容易钩曲，易增加痛苦，或组织、器官内的出血。将针尖在棉球中反复提插捻转几次，如发现针尖上带有棉絮者，表示该针有毛钩。

2. 检查针身。有无斑剥、锈痕、折痕等痕迹。

3. 检查针根。有无剥脱、蚀折、裂痕等，以牢固为准。

4. 检查针柄。检查针柄上缠绕的金属细丝是否松动，以紧密为佳。

5. 检查包装。目前芒针已多改良为一次性使用，应在使用前认真检查是否在无菌消毒限制日期内，包装是否完整，有无破损、污染等情况，如有则应弃用。

（二）芒针的保存

芒针若保存不当，不仅易致损坏，而且在针刺时会增加病人的痛苦。使用时主要应注意以下几点。

1. 未使用的一次性芒针，应装盒存放，避免与尖锐器物、不规则物体放在一起，而导致无菌包装破损、针体变形等。

2. 对于拆除包装未使用，或者消毒后准备二次使用的芒针，应包扎妥善，放入针管或针盘内平放保存，防止挤压导致针身折曲、针尖损坏，并尽量避免与空气过多接触。

（三）芒针针具的消毒

针刺治疗前必须严格消毒。目前，芒针多已改良为一次性使用无菌包装，可直接取用。如果是反复使用的芒针，可根据具体情况选择下列 1 种方法，其中以高压蒸汽灭菌法消毒较为广泛采用。

1. 高温蒸汽消毒：将针具用敷料包好，或者装在针盒里，放在密闭的高压蒸汽锅内，一般在 $1.2\,kg/cm^2$ 的压力 120 ℃高温下保持 15 分钟以上，即可达到消毒灭菌的目的。

2. 煮沸消毒：将需要使用的芒针放置清水中加热，待煮沸后，再煮 10～15 分钟。此法简便易行，无需特殊设备，所以也比较常用。若在清水中加入碳酸氢钠使之成为 2%溶液，可提高沸点至 120 ℃，且可减少沸水对针具的腐蚀作用。

3. 药物消毒：将芒针放在 75%的乙醇内浸泡 30 分钟，取出擦干使用。

直接与芒针接触的针盘、镊子等也应该进行消毒,已消毒的芒针必须放在消毒的针盘内。

第二节 ⊙ 芒针疗法的适应证及禁忌证

一 适应证

1. 呼吸系统的病症:咳嗽、慢性阻塞性肺气肿、支气管哮喘、急性扁桃体炎、慢性咽炎等。

2. 循环系统的病症:高血压、冠心病、心律失常、心脏神经症、血栓闭塞性脉管炎、下肢静脉曲张等。

3. 消化系统的病症:胃痛、腹泻、便秘、胃下垂、神经性呕吐、膈肌痉挛、消化性溃疡、胃肠神经症、肝硬化、胆绞痛等。

4. 神经、精神系统的病症:头痛、中风、三叉神经痛、面肌痉挛、周围性面神经麻痹、坐骨神经痛、截瘫、癫狂、痫症、雷诺病等。

5. 内分泌系统的病症:糖尿病、单纯性甲状腺肿、甲状腺功能亢进、甲状腺功能减退等。

6. 骨伤及风湿免疫的病症:急性腰扭伤、肩关节周围炎、颈椎病、落枕、腰椎病、第三腰椎横突综合征、腰背肌筋膜炎、梨状肌综合征、踝关节扭伤、跟痛症、骨性关节炎、类风湿关节炎等。

7. 泌尿生殖系统的病症:尿潴留、尿失禁、前列腺炎、阳痿、慢性肾炎等。

8. 妇科系统的病症:月经失调、痛经、闭经、盆腔炎、子宫肌瘤、子宫脱垂、功能性子宫出血、不孕症等。

9. 五官科的病症:慢性结膜炎、鼻炎、鼻出血、咽炎、牙痛、耳鸣耳聋、耳源性眩晕、近视、视神经萎缩等。

10. 皮肤科的病症:黄褐斑、带状疱疹、荨麻疹、神经性皮炎等。

11. 其他适用芒针治疗的病症:淋巴炎、脂肪瘤等。

二 禁忌证

1. 久病体质虚弱者,过饥、过饱者,孕妇和幼儿、少年患者。

2. 具有严重内科疾病者。

3. 具有自发性出血倾向者。

4. 过敏性体质者。

5. 不明确的肿块周围，严重进行性皮肤病，皮肤破损处。

6. 多动症、帕金森病、精神紧张及某些难以配合治疗的患者。

7. 重要脏器如心、肺、肝、脾等相应体表应注意针刺技巧；胸背部穴位不宜直刺，背俞穴应斜向棘突刺；颈项后方诸穴，例如风府、风池等，避免向上斜刺，以防伤及延髓；其他重要部位，如囟门部、眼球部、鼓膜、喉头、气管、胸膜、睾丸、乳头等处禁刺。

第三节 ◎ 针刺前准备工作

 一 告知

首先，向初次进行芒针治疗的患者耐心解释，消除其恐惧心理，使其放松；告知患者进针后不可随意改变体位；针刺过程中如果有不舒适的感觉，要及时告知医生。如有过饱、过饥、疲劳过度、酒醉，甚至不能合作者，应说服患者在较适当的情况下，再考虑施予芒针治疗；对于某些出现肢体不自主运动的患者，应在旁人帮助固定下再行针刺。由于体位对于正确选穴、操作实施、体位的维持及疗效等方面有一定的影响，故应注意体位的选择，尤其重症患者及体虚患者。选择体位应当以医者施术方便，患者感到舒适自然，而且能持久留针为宜。必要时，需患者签署知情同意书。

二 消毒

（一）医者消毒

在针刺前，医生应清洗双手，后用75％医用酒精擦拭。芒针施术时，应尽可能避免手指直接接触针身；如必须接触时，可使用无菌干棉球作为间隔物，以免污染针体。

（二）针刺穴位消毒

用75％的医用酒精棉球局部擦拭，应从内向外绕圈擦拭。皮肤消毒完毕，针刺前切勿接触外物，应保持洁净，避免重新污染。

（三）治疗环境消毒

治疗室的床单、枕巾等物品应按时消毒换洗，治疗室应保持空气流通，定期消毒净化以保证环境卫生洁净。

第四节 ◎ 芒针的操作手法

芒针的操作手法与常规毫针相比，有相同也有不同之处，现将其独到之处分别叙述。

 进针

芒针的针身大多较常规毫针要粗，因过细的芒针会加大进针的难度，极易造成针身弯折等。因此，具备稳定而充足的指力，是运用芒针进针的关键，也是练习针刺手法的基础。指力，即刺手持针、进针时的力量。进针时，刺手执针柄，使针尖抵触穴位，押手拇、示指以无菌干棉球夹持针尖上部，两手同时用力，压捻结合，迅速刺过表皮。指力强的医师，进针不痛，行针不折，出针不觉，既可以保障针感，又使患者的痛感降到最低。尤其治疗面部疾患或小儿疾患时，更要进针轻巧。

二 针刺角度和深度

芒针针刺的角度与毫针相同，具有基本的3个角度。

1. 直刺：自腧穴表面垂直刺入，保持针身与皮肤呈90°角，直达应刺的深度。

2. 斜刺：与腧穴表面呈45°角进针。如针刺膀胱经背俞穴，针尖应向脊椎方向斜刺。

3. 沿皮刺：又称平刺。即把针放平，进针时，针尖与皮肤之间的夹角＜15°

角,进针后沿着皮下向前平刺。

除了上述针刺基本角度外,针刺方向还与主治疾病有关,同一穴位的不同针刺方向,具有不同的疗效。如风池朝向咽喉部、对侧眼球等不同方向可治疗言语不利、眼疾等不同疾病。在针刺深度上,需要依据病位、腧穴的解剖特点、患者个体化差异及病情需要等来决定,切勿盲目深刺,以免损伤脏器。

三 进针手法

(一) 深刺

芒针针身较长,故深刺可穿透关节腔,可刺中深部神经纤维等组织或穴位。其进针要领为轻捻缓进,分层进针,注意体会针下感应,穿过组织时常常有突破感,可根据解剖定位辨别,必要时退针,换方向后再次进针。

(二) 透刺

又称透穴、沿皮透刺、横刺等。平刺进针,进针后沿着皮下向前,可循经透刺,一针可连刺数穴,此法为芒针特有,如足三里透下巨虚。

(三) 弯针刺

适用于需要深刺,但是通过直刺或斜刺均无法直接到达的特殊穴位。例如针刺天突穴,首先应直刺0.3寸左右,再向内改变角度,使针尖沿着胸骨柄后向下轻巧刺入。直刺进针后需恰当地变换角度与方向,刺手和押手相互配合,随着针体的自然弯曲而达到深刺的目的。

四 行针手法

(一) 基本手法

当进针达到穴位一定深度后,可以施行捻转手法。捻转手法宜轻巧,幅度不宜过大。以针柄的前后捻动为主,不能只向单一方向捻转,以免针身被肌纤维所缠绕,增加患者疼痛或滞针。捻转为芒针主要手法之一,一般因针身较长,故不宜行大幅度提插手法,容易造成脏器或组织损伤,可行小幅度捻转手法以达到补泻的目的。

（二）辅助手法

辅助手法指针刺到一定深度时，为得气而采用的一些方法，如扪、循、弹、刮、摇、按、扣、飞法等。

五 出针

芒针施术完毕后，应及时出针。押手以干棉球轻按针孔，刺手持针柄缓缓退至皮肤浅层，再轻轻提出，以免出血或疼痛，并可根据补泻需要按压或摇大针孔。如在出针后发生出血呈喷射状，可能为针尖刺破小动脉所致，应立即按压针孔1～2分钟，直至止血。

第五节 ◎ 异常情况的处理与预防

芒针治疗时若操作不当，或触犯针刺禁忌，或手法不当，常常会出现一些异常情况，造成各种不良后果。

一 晕针

晕针是在针刺的过程中，患者发生了晕厥的现象。轻者感觉精神疲倦，头晕目眩，恶心呕吐；严重者可突然出现心慌气短，面色苍白，四肢厥冷，脉细弱；甚则昏倒，二便失禁等表现。

多由于患者精神过度紧张、体质虚弱、大汗、大泻或疲劳、饥饿的情况下施行针刺；或因体位不当，针刺手法过重、刺激太强，或诊室环境空气不流通等所致。

处理措施

发生晕针时，应马上将针全部拔出，并使患者去枕平卧，松开衣物，注意保暖。反应轻者，头低脚高，静卧片刻，予热饮一杯，即可恢复。重症者，在以上处理基础上，可点刺水沟、十宣等急救穴，或温灸百会、神阙等穴,促以苏醒。救治过程中密切观察患者生命体征,如继续恶化,应立即配合相应急救措施。

预防:对于初次针刺的患者,应耐心解释,消除其恐惧心理,使其放松,并尽可能卧位治疗;及时告知患者进针后不可随意改变体位;针刺过程中如有不适感要及时告知医生;如有过饥、过饱、酒醉、疲劳过度、大汗、大泻者,应说服其在较适当的情况下,再考虑芒针治疗;针刺时手法不宜过重、刺激适中;保持诊室环境通风、温暖。

 滞针

滞针是指在行针之时,或者是留针后,医者感觉到针下滞涩,行捻转、提插、出针均有困难,并导致患者出现疼痛的现象。

多由于患者精神紧张,或局部肌肉痉挛,或是医生基本功差、进针用力不匀、捻转角度过大或向同一方向捻转、行针不当,或针后患者移动体位所致。

处理措施

因患者精神紧张或局部肌肉痉挛而导致滞针时,可使病患放松,耐心解释后,休息片刻,在针相邻的部位进行循按或者轻轻叩弹针柄;若针体与肌纤维缠绕过紧者,可向反方向退转,使缠绕之肌纤维反向解脱;因体位移动者,须先恢复原来体位。若仍不能将针拔出,切勿强力外提,应在附近选一、二穴,针刺以宣通气血,解除滞针。

预防:及时告知患者进针后不可随意改变体位,应耐心解释,消除其恐惧心理,使其放松;医者针刺时避免捻转角度过大或向同一方向捻转。

三 弯针

弯针指在进针和行针之时,针身在体内形成弯曲的现象。

弯针大多是由于医生进针手法不熟练,用力不当,或针下碰到坚硬组织而继

18

续强硬进针，或进针后患者体位改变，或若外力撞击压迫针柄，或因滞针处理不当所造成弯针。此时不可强拔猛抽，避免发生折针、出血等现象，亦导致患者痛苦。

处理措施

因芒针体长刺深，故滞针、弯针常常同时发生。弯针发生时，避免继续行提插捻转。如针体弯曲度较小，可以轻轻将针缓慢拔出；如果针身弯曲度较大，则必须轻晃针体，顺着弯曲的方向慢慢退针；因体位改变者，先恢复原体位后再出针；如针身多处弯曲，可根据针柄扭转倾斜方向，慢慢分段退出。

预防：及时告知患者进针后不可随意改变体位，应耐心解释，消除其恐惧心理，使其放松；医者针刺时避免用力过大或是用蛮力进针。

（四）断针

断针是指针身的一部分折断，留在人体内的现象。

多由于针刺前未行检查或检查不仔细，针根不牢固或针身有损伤侵蚀；或病人体位突然变动、肌肉强力挛缩；或滞针、弯针后强行抽拔，处理不当；或针刺手法不熟练，操作不当引起。

处理措施

断针时，医者应嘱患者切勿惊慌，保持当前姿势，以避免断针残端往体内陷入。假如针身折断部分尚暴露于皮肤外者，可执镊子取出；如果针身折断处与皮肤相平，可用示、中两指分别于针孔皮肤两侧轻轻按下，使残端露出皮肤，用镊子夹紧残端取出；若断端没于皮肤者，则须施行影像诊断下外科手术取出。

预防：针刺前先行仔细检查，发现针根不牢固或针身有损伤侵蚀应及时替换或弃用；嘱患者尽量避免突然变动体位；滞针、弯针应根据相应处理办法进行处理，不可蛮力抽拔。

五 血肿

血肿是由于刺破局部小血管,引起针刺部位皮下出血,形成肿块的现象。

处理措施

局部血肿较小者,可用无菌棉球按压 1～2 分钟止血,待血肿自行吸收;若血肿较大,局部肿胀疼痛较甚者,可止血后先行冷敷,超过 24 小时,再作局部热敷或轻轻按揉,以促进瘀血消散吸收。

预防:进针时注意避开皮肤表面血管;针刺的时候,轻刺慢移,不行大幅度提插捻转针法;出针后及时按压 2～3 分钟。

六 出血

出血是由于刺破局部小血管引起微量出血,渗出皮肤表面。

处理措施

可用无菌干棉球按压 1 分钟。发生轻微皮下出血而形成局部小块青紫者,大都不必处理,可自行消退。如出血较多,可用无菌干棉球按压 3～5 分钟止血;如有血肿,可按上述血肿处理办法处理。

预防:进针时避开皮肤表面血管;针刺时,轻刺慢移,不行大幅度提插捻转针法;出针后及时按压 2～3 分钟。

七 酸麻胀痛等不适感

出针后患者遗留酸麻重胀、疼痛、蚁行等不适感觉,多由于行针的时间较长,手法太重所致。

> **处理措施**
>
> 此种情况,一般暂不作处理;较重者,可局部按摩或用热敷消除。

预防:避免行针时间过长、手法过重。

八 感染

感染是指在芒针操作过程中因无菌操作不严格或针眼保护不当所致的炎性反应。多因针具消毒不彻底或治疗后针眼接触了不洁之物所致。

> **处理措施**
>
> 一般给予局部热敷,以及抗感染即可。

预防:芒针操作时要严格执行无菌操作流程,针具消毒要彻底或采用一次性芒针针具,避免交叉感染。治疗结束后注意保持局部清洁。

九 神经损伤

在有神经干及其主要分支通行的腧穴处针刺时,如引起周围神经损伤,可出现向神经末梢放射的麻木感,甚则感觉障碍,出现麻木、发热、痛觉、触觉及温度觉减退等,甚至伴有不同程度的功能障碍,严重者可造成肌肉萎缩。

多因针刺手法过重、刺激时间过长、操作不当而触碰到神经纤维引起周围神经损伤。

> **处理措施**
>
> 应立即出针,同时在最短时间内给予肌肉放松、热敷等措施,并嘱患者加强功能锻炼。

预防:避免针刺手法过重、刺激时间过长及操作不当,如遇触电感则立即调整针刺深度或进针方向。

✚ 气胸

针刺胸背部穴位时，如针尖刺破胸膜，甚至触及肺部组织，导致空气进入胸膜或联通肺脏而引起气胸。患者突然感胸闷、气短、呼吸不畅，可伴胸痛、心慌，甚则呼吸困难、血压下降等休克现象。

多由于胸背部、颈肩附近进针过深，或运用反复大幅度提插捻转，造成针尖划破胸腔及肺组织所致。行胸部 X 线及 CT 检查，可进一步确诊。

处理措施

一旦发生气胸，应立即出针，采取半卧位休息，切勿反转体位。如只有少量气体进入胸膜腔，可自然吸收，同时密切观察，对症治疗。若出现呼吸困难、发绀、休克等症状时，应结合外科急救措施进行抢救。

预防：针刺胸背部、颈肩附近等穴时，注意进针角度，并避免进针过深以及反复大幅度行针。

⚊⚊ 刺伤内脏

针刺内脏相应体表处腧穴时，由于缺乏腧穴解剖知识，进针过深可引起内脏损伤。

处理措施

当遇到刺伤内脏时，应沉着冷静，及时拔针，轻者在卧床休息一段时间后，大都可自愈；而损伤严重甚则有出血征象者，应及时关注病情，监测生命体征变化；对于产生休克、腹膜刺激征等重症患者，应当立即采取抢救措施，以免贻误病情，甚至危及生命。

预防：针刺内脏处体表腧穴时，避免针刺过深和针刺方向变化；加强对腧穴解剖知识的学习，避免不当操作手法。

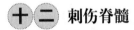 **刺伤脊髓**

　　针刺颈项、腰背部腧穴过深时，如果缺乏腧穴解剖知识，或角度、方向和深度不当，可能刺伤脊髓。误伤脊髓或延髓时，出现触电样感觉向肢端放射，或引起暂时性肌肉无力，若误伤延髓，则会产生头痛、呕恶、呼吸困难、抽搐、休克等症，甚则危及生命。

处理措施

　　当此情况发生时，应当立即出针，嘱患者安静休息，密切观察，对症治疗后，多能恢复；重症患者应配合相关科室，进行及时的抢救。

　　预防：针刺颈项、腰背部腧穴时，避免针刺过深；选择恰当的角度和方向。

第三章

非接触式芒针

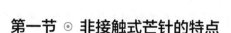

第一节 ◉ 非接触式芒针的特点

相对于普通芒针,目前临床使用一种新型芒针(图3):一次性无菌非接触式芒针,更为便利地满足了针灸医师的使用要求,而且还满足了质控"洁针"要求。

非接触式芒针具有以下特点。

1. 采用改良后的松针麦芒型针尖,针体表面涂有医用硅油,保证刺入平滑无痛且不易损伤针尖。

2. 针柄采用优质铜丝绕制而成,加粗设计、增强医生施针手感,便于医生捻转针体、进行手法治疗、提升治疗效果。

3. 采用分段无菌医用塑料管保护针身、针尖,避免针体二次污染。

4. 世界首创的分段套管设计,将传统单根套管在针柄和针体结合部分成两段,并且针柄和套管由插片固定。医者使用时取出固定用插片后轻拍针柄尾部进针,然后拿出顶部套管,医生一手持下端套管,一手持针柄提插捻转进针,解决了传统芒针进针时医生手接触到针体、造成针体二次污染,同时破坏硅油涂层、影响进针效果,造成患者疼痛等问题。且避免了棉球夹持针身带来的操作不便。分段套管技术,能有效辅助医生进针,增加了芒针在临床使用中的便捷性和安全性。

5. 非接触式芒针采用医用纸塑袋独立包装,能有效灭菌,更符合临床要求;纸塑袋特有的灭菌标识,保证产品使用安全。

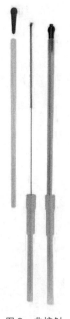

图3　非接触式芒针

第二节 ⊙ 非接触式芒针的使用方法

非接触式芒针的使用方法与普通型芒针的管针进针法基本相同,特殊之处为单根独立无菌包装,芒针针体外有三段分体式套管,具体操作如下(图 4)。

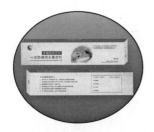

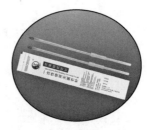

一、打开包装盒,取出一袋芒针。　　二、打开无菌包装,取出一根芒针。

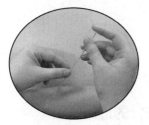

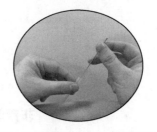

三、75%酒精棉球消毒皮肤,左手持芒针套管接头部位将针尖对准施针穴位处,右手取出针柄尾部固定插片,轻拍针柄进针。

四、左手位置不变,右手移除芒针上部套管后,将移除的套管放至纸塑袋内,右手持针柄按所需进针方向,捻转进针。

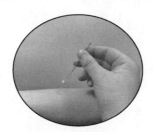

五、进针到一定深度后,左手移除下部套管,将移除的套管放至纸塑袋内,继续进针,完成进针过程。如进针后或留针时需调整针刺方向,则将移除的套管重新连接进行以上步骤操作。

图 4　非接触式芒针使用方法

第三节 ◎ 非接触式芒针的常用规格

非接触芒针的规格一般以针体直径来区分,其常用直径规格为 0.25 mm、0.30 mm、0.35 mm 和 0.40 mm,长度有 75 mm、100 mm、125 mm、150 mm、175 mm 和 200 mm 等不同,具体见表 1。

表 1 非接触式芒针的常用规格

直径(mm)	长度(mm)
0.25、0.30、0.35、0.40	75
0.25、0.30、0.35、0.40	100
0.25、0.30、0.35、0.40	125
0.30、0.35、0.40	150
0.40	175
0.40	200

第四节 ◎ 非接触式芒针的适用范围

非接触式芒针的适用范围与普通型芒针大致相同,具体见"芒针疗法的适应证及禁忌证"一节。

第四章

临床常用芒针的穴位

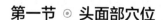

第一节 ⊙ 头面部穴位

一 百会

【定位】 在头部,前发际正中直上5寸(图5)。

注1:在前后发际正中连线的中点向前1寸凹陷中。

注2:折耳,两耳尖向上连线的中点。

【局部解剖】 皮肤,皮下组织,帽状腱膜,腱膜下疏松组织。布有枕大神经、额神经分支和左右颞浅动、静脉及左右枕动、静脉吻合网。

【主治】 眩晕,健忘,头痛,脱肛,泄泻,癫痫,角弓反张;高血压,神经性头痛,老年性痴呆,精神分裂症,内脏下垂(胃下垂、子宫下垂),休克,脑供血不足,中风后偏瘫、不语。

【操作】 平刺0.5～0.8寸;可灸。芒针操作:百会透后顶可治疗美尼埃病。

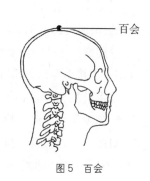

—— 百会

图5 百会

二 攒竹

【定位】 在面部,眉头凹陷中,额切迹处(图6)。

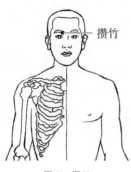

攒竹

图6 攒竹

【解剖】 皮肤，皮下组织，眼轮匝肌，皱眉肌。浅层布有额神经的滑车上神经，眶上动、静脉的分支或属支；深层有面神经的颞支和颧支及额动脉分支。

【主治】 目赤肿痛，目视不明，迎风流泪，头额痛，眉棱骨痛，眼睑𥆧动，胬肉攀睛，面瘫，眼睑下垂；泪囊炎，结膜炎，视神经萎缩，角膜白斑，视网膜炎，面肌痉挛。

【操作】 攒竹透睛明穴，可治眼病，向下斜刺0.3～0.5寸；攒竹透鱼腰，可治头痛、眉棱骨痛、面瘫，向鱼腰穴平刺0.5～0.8寸，先用拇指与示指将眉头捏挟隆起，将针刺入攒竹穴，沿皮缓慢进针直至鱼腰穴，当局部出现沉重的酸胀麻木感后留针。

三 风池

【定位】 在项部，当枕骨之下，与风府相平，胸锁乳突肌与斜方肌上端之间的凹陷处（图7）。

【解剖】 皮肤，皮下组织，头夹肌、头半棘肌。浅层布有枕小神经，深层有枕大神经、枕动脉。

【主治】 头痛，眩晕，目赤肿痛，鼻渊，耳鸣，耳聋，颈项强痛，感冒，癫痫，中风，热病，疟疾，瘿气，口眼歪斜；高血压，脑动脉硬化，青光眼，癔症，肩关节周围炎，颈肌痉挛。

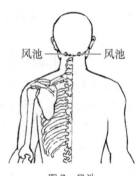

风池 —— 风池

图7 风池

【操作】 针尖微朝下，向鼻尖斜刺0.8～1.2寸。芒针操作：针尖朝向同侧眼睛直刺2～2.5寸；风池透风池，自风池进针，针身沿斜方肌下端刺至对侧的风池穴，进针3～4寸。

四 太阳透下关

【定位】 太阳：在颞部，当眉梢与目外眦之间，向后约一横指的凹陷处。

下关：在面部耳前方，当颧弓与下颌切迹所形成的凹陷中（图8）。

28

【解剖】 太阳：在颞筋膜及颞肌中；有颞浅动、静脉；布有三叉神经第二、三支分支,面神经颞支。

下关：在颞肌上缘帽状腱膜中；有颞浅动、静脉的额支；布有耳额神经的分支及面神经额颞支。

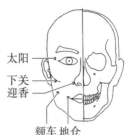

图8　太阳、下关、迎香、颊车、地仓

【主治】 太阳：偏正头痛,目赤肿痛,目眩,目涩,牙痛,三叉神经痛。

下关：头痛,目眩,口痛,流泪,眼睑眴动。

【操作】 芒针操作：用弯刺法,从太阳穴进针,调整方向,使针尖平斜向稍后方,向下轻缓进针,通过颧弓直达下关,进针2～3.5寸。

五　地仓透颊车、颊车透迎香

【定位】 地仓：在面部,口角旁开0.4寸。

颊车：在面部,下颌角前上方一横指。

迎香：在面部,鼻翼外缘中点旁,鼻唇沟中(图8)。

【解剖】 地仓：皮肤,皮下组织,口轮匝肌,降口角肌。布有三叉神经的颊支和眶下支,面动、静脉的分支或属支。

颊车：皮肤,皮下组织,咬肌。布有耳大神经的分支,面神经下颌缘支的分支。

迎香：皮肤,皮下组织,提上唇肌。浅层有上颌神经的眶下神经分支。深层有面动脉的分支或属支,面神经颊支。

【主治】 面肌痉挛,面神经麻痹,中风口㖞。

【操作】 地仓透颊车穴：地仓采用3寸芒针横向透刺至颊车穴,以出现局部胀感为佳；施以小幅度捻转泻法,避免大幅度强刺激。

颊车透迎香：颊车破皮后,移除上部套管,一手持下部套管,一手持针柄,调整方向,使针身横向透刺至迎香穴,移除下部套管,以出现局部胀感为佳。

六　头维透太阳

【定位】 头维：在头部,额角发际直上0.5寸,头正中线旁开4.5寸。

太阳：在头部,眉梢与目外眦之间,向后约一横指的凹陷中(图9)。

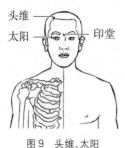

图9　头维、太阳

【解剖】　头维：皮肤，皮下组织，颞肌上缘的帽状腱膜，腱膜下疏松结缔组织，颅骨外膜。布有耳颞神经的分支，面神经的颞支，颞浅动、静脉的额支等。

太阳：皮肤，皮下组织，眼轮匝肌，颞筋膜，颞肌。布有颧神经的分支颧面神经，面神经的颞支和颧支，下颌神经的颞神经和颞浅动、静脉的分支或属支。

【主治】　头痛，眩晕，目痛。

【操作】　头维进针后移除上部套管，一手持下部套管，一手持针柄，调整方向，使针身沿皮下轻捻缓进，刺至太阳，进针 3～4 寸，移除下部套管，留针。

第二节 ◎ 躯干部穴位

七　天枢

【定位】　在上腹部，横平脐中，前正中线旁开 2 寸（图 10）。

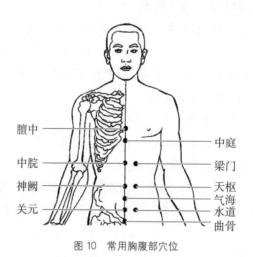

膻中　　　　　　　　中庭

中脘　　　　　　　　梁门

神阙　　　　　　　　天枢

　　　　　　　　　　气海

关元　　　　　　　　水道

　　　　　　　　　　曲骨

图 10　常用胸腹部穴位

【解剖】　皮肤，皮下组织，腹直肌鞘前壁，腹直肌。浅层布有第九、十、十一胸神经前支的外侧皮支和前皮支及脐周静脉网。深层有腹壁上动、静脉，腹壁下动、静脉的吻合支,第九、十、十一胸神经前支的肌支。

【主治】 腹痛,腹胀,肠鸣,泄泻,痢疾,便秘,肠痈,热病,疝气,水肿,月经不调,急慢性胃炎,急慢性肠炎,阑尾炎,消化不良,急性胰腺炎,急性肠梗阻。

【操作】 直刺2～3.5寸,使针感向小腹部放射,提插捻转泻法。

八 关元

【定位】 在下腹部,前正中线上,当脐中下3寸(图10)。

【解剖】 在腹白线上,深部为小肠;有腹壁浅动、静脉分支,腹壁下动、静脉分支;布有第十二肋间神经前皮支的内侧支。

【主治】 中风脱证,虚劳冷惫,羸瘦无力,少腹疼痛,霍乱吐泻,痢疾,脱肛,疝气,便血,溺血,小便不利,尿频,尿闭,遗精,白浊,阳痿,早泄,月经不调,经闭,经痛,赤白带下,阴挺,崩漏,阴门瘙痒,恶露不止,胞衣不下,消渴,眩晕。

【操作】 直刺2～3寸;可灸。

九 气海

【定位】 在下腹部,前正中线上,当脐中下1.5寸(图10)。

【解剖】 在腹白线上,深部为小肠;有腹壁浅动、静脉分支,腹壁下动、静脉分支;布有第十一肋间神经前皮支的内侧支。

【主治】 绕脐腹痛,水肿鼓胀,脘腹胀满,水谷不化,大便不通,泄痢不禁,癃淋,遗尿,遗精,阳痿,疝气,月经不调,痛经,经闭,崩漏,带下,阴挺,产后恶露不止,胞衣不下,脏气虚惫,形体羸瘦,四肢乏力。

【操作】 直刺2～3寸;可灸。孕妇慎用。

十 中脘

【定位】 在上腹部,前正中线上,当脐中上4寸(图10)。

【解剖】 在腹白线上,深部为胃幽门部;有腹壁上动、静脉;布有第七、八肋间神经前皮支的内侧支。

【主治】 胃脘痛,腹胀,呕吐,呃逆,反胃,吞酸,纳呆,食不化,疳积,膨胀,黄疸,肠鸣,泄利,便秘,便血,胁下坚痛,虚劳吐血,哮喘,头痛,失眠,惊悸,怔忡,脏躁,癫狂,痫证,尸厥,惊风,产后血晕。

【操作】 直刺 0.8～1.2 寸;可灸。芒针操作:中脘透下脘,向下斜刺 3.5 寸,治疗胃下垂。

十一 膻中

【定位】 在胸部,当前正中线上,平第 4 肋间,两乳头连线的中点(图 10)。

【解剖】 在胸骨体上,有胸廓(乳房)内动、静脉的前穿支;布有第四肋间神经前皮支的内侧支。

【主治】 咳嗽,气喘,咯唾脓血,胸痹心痛,心悸,心烦,产妇少乳,噎嗝,膨胀。

【操作】 直刺 0.3～0.5 寸,或平刺;可灸。向上斜刺 0.5～0.8 寸治疗突发性呼吸急速症。向下 45°斜刺进针,沿任脉向下平刺 3 寸,治疗急性腰扭伤。

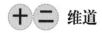

十二 维道

【定位】 在下腹部,髂前上棘内下 0.5 寸(图 11)。

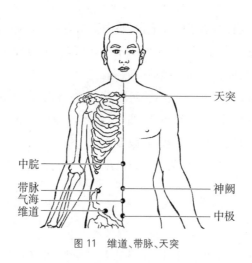

图 11 维道、带脉、天突

【解剖】 皮肤、皮下组织、腹外斜肌、腹内斜肌、腹横肌、髂腰肌。浅层布有旋髂浅动、静脉,第十一、十二胸神经前支和第一腰神经前支的外侧皮支及伴行的动、静脉。深层有旋髂深动、静脉,股外侧皮神经,第十一、十二胸神经前支和第一腰神经前支的肌支及相应的动、静脉。

【主治】 少腹痛,疝气,带下,月经不调,水肿,腰胯痛;肾炎,子宫内膜炎,盆腔炎,子宫脱垂。

【操作】 直刺或向前方斜刺 1.5 寸;可灸。芒针操作:维道穴透曲骨穴,沿皮成 10°～20°夹角平刺治疗 2～2.5 寸,治疗排尿异常。朝子宫方向斜刺 1.5～2.5 寸治疗子宫脱垂。

十三 带脉

【定位】 在侧腹部,章门下 1.8 寸,第十一肋骨游离端下方垂线与脐水平线的交点上(图 11)。

【解剖】 皮肤、皮下组织、腹外斜肌、腹内斜肌、腹横肌。浅层布有第九、十、十一胸神经前支的外侧皮支和伴行的动、静脉。深层有第九、十、十一胸神经前支的肌支和相应的动、静脉。

【主治】 带下,月经不调,阴挺,经闭,疝气,小腹痛,胁痛,腰痛。

【操作】 针尖向耻骨联合方向,深达脂肪下层,刺入 4～5 寸,行强刺激手法时,会阴部和小腹部有明显的抽动感。

十四 天突

【定位】 在颈部,当前正中线上胸骨上窝中央(图 11)。

【解剖】 在左右胸锁乳突肌之间,深层左右为胸骨舌骨肌和胸骨甲状肌;皮下有颈静脉弓、甲状腺下动脉分支;深部为气管,再向下,在胸骨柄后方为无名静脉及主动脉弓;布有锁骨上神经前支。

【主治】 咳嗽,哮喘,胸中气逆,咯唾脓血,咽喉肿痛,舌下急,暴喑,瘿气,噎嗝,梅核气。

【操作】 先直刺 0.2～0.3 寸,然后沿胸骨柄后缘,气管前缘缓慢向下刺入 0.5～2 寸;可灸。

十五 次髎

【定位】 在骶部,当髂后上棘内下方,适对第二骶后孔处(图 12)。

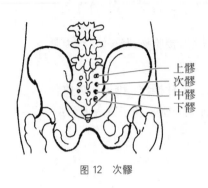

图 12　次髎

【解剖】　皮肤、皮下组织、竖脊肌、第二骶后孔。浅层布有臀中皮神经。深层有第二骶神经和骶外侧动、静脉的后支。

【主治】　腰痛,小便不利,月经不调,带下,痛经,遗精,遗尿,阳痿。

【操作】　针身与皮肤呈 45°斜刺进针,进针 1.5～3 寸,针尖需通过骶孔,顺孔向下进入第二骶后孔,使患者产生轻微的放射触电感向肛门和阴部发散。

十六　秩边

【定位】　在臀部,平第四骶后孔,骶正中嵴旁开 3 寸(图 13)。

【解剖】　皮肤、皮下组织、臀大肌、臀中肌、臀小肌。浅层布有臀中皮神经和臀下皮神经。深层有臀上、下动脉,臀上、下静脉,臀上、下神经。

【主治】　腰腿痛,下肢痿痹,小便不利,外阴肿痛,痔疾,便秘。

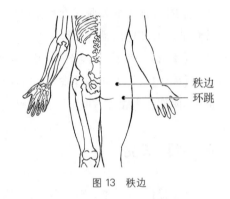

图 13　秩边

【操作】　治疗腰腿痛的病证,直刺进针,针入 4～5 寸,使针感沿膀胱经传至足趾。治疗小便不利、外阴肿痛的病证,秩边透水道(图 10),自秩边进针,向水道缓缓透刺,深度为 5.0～6.0 寸,使针感达到下腰部、小腹部及会阴部,最好使患者出现尿意或下腹部收缩感。

十七　长强

【定位】　在尾骨端下 0.5 寸,当尾骨端与肛门连线的中点处(图 14)。

【解剖】　在肛尾膈中;有肛门动、静脉分支,棘间静脉丛之延续部;布有尾神经及肛门神经。

【主治】　泄泻,痢疾,便秘,便血,痔疾,癫狂,脊强反折,癃淋,阴部湿痒,腰

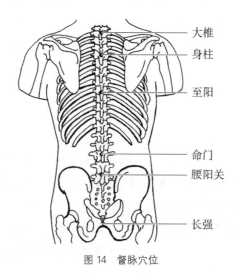

图 14 督脉穴位

脊、尾骶部疼痛。

【操作】 斜刺，针尖从后下方向前上方，基本与骶骨平行，可刺入 4～6 寸。不得刺穿直肠，以防感染。

十八 腰阳关

【定位】 在腰部，当后正中线上，第 4 腰椎棘突下凹陷中(图 14)。

【解剖】 在腰背筋膜、棘上韧带及棘间韧带中；有腰动脉后支，棘间皮下静脉丛；布有腰神经后支的内侧支。

【主治】 腰骶疼痛，下肢痿痹，月经不调，赤白带下，遗精，阳痿，便血。

【刺灸法】 直刺 1～1.5 寸；可灸。4 寸芒针深刺腰阳关穴，治疗中风下肢痉挛。

十九 命门

【定位】 在腰部，当后正中线上，第 2 腰椎棘突下凹陷中(图 14)。

【解剖】 在腰背筋膜、棘上韧带及棘间韧带中；有腰动脉后支及棘间皮下静脉丛；布有腰神经后支内侧支。

【主治】 头痛，身热，遗精耳鸣，赤白带下，痫证，角弓反张，痎疟，癥瘕，冷痹，腰腹引痛，小便频数。

【操作】 针尖稍向上刺入1～1.5寸；可灸。芒针操作：进针后沿皮向下平刺2～3寸。

 至阳

【定位】 在背部，当后正中线上，第七胸椎棘突下凹陷中(图14)。

【解剖】 在腰背筋膜、棘上韧带及棘间韧带中；有第七肋间动脉后支，棘间皮下静脉丛；布有第七胸神经后支内侧支。

【主治】 胸胁胀痛，腹痛黄疸，咳嗽气喘，腰背疼痛，脊强，身热。

【操作】 斜刺0.5～0.8寸；可灸。芒针操作：进针后沿皮向下平刺2～3寸。

二十一 身柱

【定位】 在背部，当后正中线上，第三胸椎棘突下凹陷中(图14)。

【解剖】 在腰背筋膜、棘上韧带及棘间韧带中；有第三肋间动脉后支，棘间皮下静脉丛；布有第三胸神经后支内侧支。

【主治】 身热头痛，咳嗽，气喘，惊厥，癫狂痫证，腰脊强痛，疔疮发背。

【操作】 斜刺0.5～0.8寸；可灸。芒针操作：进针后沿皮向下平刺3～4寸。

二十二 大椎

【定位】 在后正中线上，第七颈椎棘突下凹陷中(图14)。

【解剖】 在腰背筋膜、棘上韧带及棘间韧带中；有颈横动脉分支，棘间皮下静脉丛；布有第八颈神经后支内侧支。

【主治】 热病，疟疾，咳嗽，喘逆，骨蒸潮热，项强，肩背痛，腰脊强，角弓反张，小儿惊风，癫狂痫证，五劳虚损，七伤乏力，中暑，霍乱，呕吐，黄疸，风疹。

【操作】 斜刺0.5～1寸；可灸。芒针操作：进针后沿皮向下平刺3～4寸。

第三节 ⊙ 四 肢 穴 位

二十三 合谷透后溪

【定位】 合谷：在手背，第二掌骨桡侧的中点处(图15)。

后溪：在手内侧，第五掌指关节尺侧近端赤白肉际凹陷中(图15)。

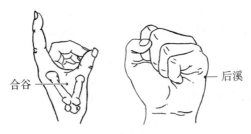

图15 合谷透后溪

【解剖】 合谷：有皮肤、皮下组织、第一骨间背侧肌、拇收肌。浅层神经由桡神经浅的指背神经与正中神经的指掌侧固有神经双重分布。血管有手背静脉网，第一掌背动、静脉的分支。深层有尺神经深支和正中神经的肌支。

后溪：有皮肤、皮下组织、小指近节指骨基底部。分布有尺神经的指背神经，尺神经的指掌侧固有神经和小指尺掌侧固有动、静脉。

【主治】 肺胀，落枕。

【操作】 从合谷进针，移除上部套管，一手持下部套管，一手持针柄，调整方向，使针身沿手掌刺向尺侧，刺至掌指横纹尺头赤白肉际之后溪穴，进针2～3寸左右，移除下部套管。

二十四 肩髃透臂臑、极泉

【定位】 肩髃：在三角肌区，肩峰外侧缘前端与肱骨大结节两骨间凹陷中(图16)。

臂臑：在臂部，曲池上7寸，三角肌前缘处(图16)。

极泉：在腋区，腋窝中央，腋动脉搏动处(图17)。

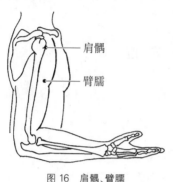

图 16　肩髃、臂臑

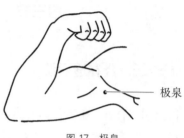

图 17　极泉

【解剖】　肩髃：有皮肤、皮下组织、三角肌、三角肌下囊、冈上肌腱。浅层布有锁骨上外侧神经、臂外侧上皮神经。深层有旋肱后动脉、静脉和腋神经的分支。

臂臑：有皮肤、皮下组织、三角肌。浅层布有臂外侧上、下皮神经。深层有肱动脉的肌支。

极泉：有皮肤、皮下组织、臂丛、腋动脉、腋静脉、背阔肌腱、大圆肌。浅层有肋间臂神经分布。深层有桡神经，尺神经，正中神经，前臂内侧皮神经，臂内侧皮神经，腋动、静脉等结构。

【主治】　上肢不遂，肩痛不举。

【操作】　肩髃透极泉时，术者摸准肩髃穴后，用右手双指押手法固定穴位，左手持芒针套管接头部位将针尖对准肩髃穴处，右手取出针柄尾部固定插片，轻拍针柄进针。左手位置不变，右手移除芒针上部套管后，右手持针柄先垂直刺入 0.6～1.0 寸深，待患者产生酸重感后，稍停 3 息，左手移除下部套管，继续进针，用重刺激手法向极泉穴方向垂直刺入 3～4 寸深，以针尖几将达到极泉穴为止。

二十五　极泉透肩贞

【定位】　肩贞：在肩胛区，肩关节后下方，腋后纹头直上 1 寸(图 18)。

【解剖】　肩贞：有皮肤、皮下组织、三角肌后份、肱

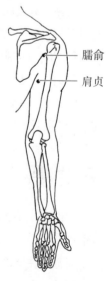

图 18　肩贞

三头肌长头,大圆肌,背阔肌腱。浅层布有第二肋间神经的外侧皮支和臂外侧上皮神经。深层有桡神经等结构。

【主治】 肩背疼痛,手臂麻木,瘰疬。

【操作】 在极泉原位置沿经下移1～2寸位置取穴,朝向肩贞方向透刺,行捻转小幅度提插手法,使患者上肢出现麻胀和抽动感为度。

二十六 后溪透劳宫

【定位】 后溪:在手内侧,第五掌指关节尺侧近端赤白肉际凹陷中。

劳宫:在手掌区,横平第三掌指关节近端,第二、三掌骨之间偏于第三掌骨(图19)。

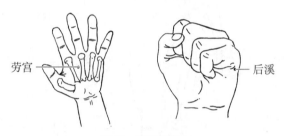

图19 后溪透劳宫

【解剖】 后溪:有皮肤、皮下组织、小指伸肌和指伸肌、拇长伸肌和示指伸肌。浅层布有前臂后皮神经,头静脉和贵要静脉的属支。深层有骨间后动、静脉和骨间后神经。

劳宫:有皮肤、皮下组织、掌腱膜、分别在桡侧两根指浅、深屈肌腱之间、第二蚓状肌桡侧、第一骨间掌侧和第二骨间背侧肌。浅层分布有正中神经的掌支和手掌侧静脉网。及指浅、深屈肌腱。深层有指掌侧总动脉,正中神经的指掌侧固有神经。

【主治】 肘臂挛痛,耳聋,目赤,头项强痛,腰背痛,癫狂痫。

【操作】 左手持芒针套管接头部位将针尖对准后溪穴进针,右手取出针柄尾部固定插片,轻拍针柄进针。左手位置不变,右手移除芒针上部套管后,右手持针柄斜向掌心刺至劳宫穴,捻转进针。左手移除下部套管,继续进针2寸,局部酸胀感,得气后嘱患者活动腰部,前后左右幅度慢慢加大,运动10分钟后出针。

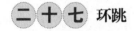 **环跳**

【定位】 在股外侧部,侧卧屈股,当股骨大转子最凸点与骶管裂孔连线的外三分之一与中三分之一交点处(图20)。

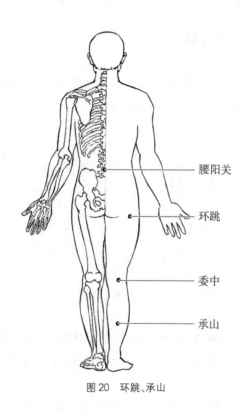

腰阳关

环跳

委中

承山

图 20　环跳、承山

【解剖】 皮肤、皮下组织、臀大肌、坐骨神经、股方肌。浅层布有臀上皮神经。深层有坐骨神经,臀下神经,股后皮神经和臀下动、静脉等。

【主治】 腰腿痛,下肢痿痹,半身不遂。

【操作】 直刺5～6寸,使针感放射至足背或足趾。

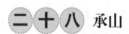 **承山**

【定位】 在小腿后面正中,委中与昆仑之间,当伸直小腿或足跟上提时,腓

肠肌肌腹下出现尖角凹陷处(图 20)。

【解剖】 皮肤、皮下组织、腓肠肌、比目鱼肌。浅层布有小隐静脉和腓肠内侧皮神经。深层有胫神经和胫后动、静脉。

【主治】 腰腿拘急疼痛,痔疾,便秘,腓肠肌痉挛。

【操作】 直刺 1～1.5 寸;可灸。治疗习惯性便秘,直刺 2～3 寸,得气后反复捻转提插 1 分钟,留针 30 分钟,每 10 分钟行针 1 次。治疗胃痉挛,直刺 1.5～2 寸,平补平泻,留针 40 分钟,每 10 分钟行针 1 次。

二十九 足三里

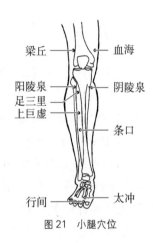

图 21 小腿穴位

【定位】 在小腿外侧,犊鼻下 3 寸,犊鼻与解溪连线上(图 21)。

【解剖】 皮肤、皮下组织、胫骨前肌、小腿骨间膜、胫骨后肌。浅层布有腓肠外侧皮神经。深层有胫前动、静脉的分支或属支。

【主治】 胃痛,呕吐,噎嗝,腹胀,腹痛,肠鸣,消化不良,泄泻,便秘,痢疾,乳痈,虚劳羸瘦,咳嗽气喘,心悸气短,头晕,失眠,癫狂,膝痛,下肢痿痹,脚气,水肿。

【操作】 直刺 1.5～3 寸;可灸。

三十 阴陵泉

【定位】 在小腿内侧,胫骨内侧髁下缘与胫骨内侧缘之间的凹陷中(图 21)。

【解剖】 皮肤、皮下组织、半腱肌腱、腓肠肌内侧头。浅层布有隐神经的小腿内侧皮支,大隐静脉和膝降动脉分支。深层有膝下内侧动、静脉。

【主治】 腹胀,水肿,黄疸,泄泻,小便不利或失禁,阴茎痛,遗精,妇人阴痛,带下,膝痛。

【操作】 直刺 1.5～3 寸,施捻转或提插补泻法。

三十一 阳陵泉

【定位】 在小腿外侧,当腓骨小头前下方凹陷处(图21)。

【解剖】 在腓骨长、短肌中;有膝下外侧动、静脉;当腓总神经分为腓浅神经及腓深神经处。

【主治】 半身不遂,下肢痿痹、麻木,膝肿痛,脚气,胁肋痛,口苦,呕吐,黄疸,小儿惊风,破伤风。

【操作】 直刺或斜向下刺1~1.5寸;可灸。芒针操作:阳陵泉透阴陵泉。

三十二 条口

【定位】 在小腿前外侧,当犊鼻下8寸,距胫骨前缘一横指(中指)(图21)。

【解剖】 皮肤、皮下组织、臀大肌、竖脊肌。浅层布有臀中皮神经。深层有第三骶神经和骶外侧动、静脉的后支。

【主治】 下肢痿痹,跗肿,转筋,肩臂痛。

【操作】 条口透承山时,左手持芒针套管接头部位将针尖对准条口穴,右手取出针柄尾部固定插片,轻拍针柄进针。左手位置不变,右手移除芒针上部套管后,右手持针柄朝向承山穴方向,捻转进针。进针到一定深度后,左手移除下部套管,继续进针,共进针1.5~2.0寸,边捻针边嘱患者活动患肢,尽量向受限方向拉开,泻法行针5分钟后起针。

三十三 公孙透涌泉

【定位】 公孙:在跖区,第一跖骨底的前下缘赤白肉际处(图22)。

涌泉:在足底,屈足卷趾时足心最凹陷中(图23)。

【解剖】 公孙:有皮肤、皮下组织、展肌、短屈肌、长屈肌腱。浅层布有隐神经的足内缘支,足背静脉弓的属支。深层有足底内侧动、静脉的分支或属支,足底内侧神经的分支。

涌泉:有皮肤、皮下组织、足底腱膜(跖腱膜)、第二趾足底总神经、第二蚓状肌。浅层布有足底内侧神经的分支。深层有第二趾足底总神经和第二趾足底总动、静脉。

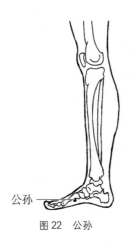

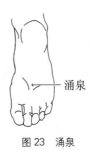

公孙 ——

—— 涌泉

图 22　公孙　　　　　　图 23　涌泉

【主治】　小儿高热惊厥、头痛目眩、腹痛腹泻、小便不利、喉痹、月经不调、痛经。

【操作】　左手持芒针套管接头部位,将针尖对准公孙穴,右手取出针柄尾部固定插片,轻拍针柄进针。左手位置不变,右手移除芒针上部套管后,右手持针柄朝向涌泉穴方向,捻转进针。进针到一定深度后,左手移除下部套管,继续进针至足底涌泉穴,进针 1.5 寸。

三十四　行间

【定位】　在足背侧,当第一、二趾间,趾蹼缘的后方赤白肉际处(图 21)。

【解剖】　有足背静脉网;第一趾背侧动、静脉;腓神经的趾背侧神经分为趾背神经的分歧处。

【主治】　月经过多,闭经,痛经,白带,阴中痛,遗尿,淋疾,疝气,胸胁满痛,呃逆,咳嗽,洞泻,头痛,眩晕,目赤痛,青盲,中风,癫痫,瘛疭,失眠,口喎,膝肿,下肢内侧痛,足跗肿痛。

【操作】　直刺 0.5~0.8 寸;可灸。芒针操作:行间透太冲,可刺入 1~2.5 寸。

三十五　太冲

【定位】　在足背侧,当第一跖骨间隙的后方凹陷处(图 21)。

【解剖】　在踇长伸肌腱外缘;有足背静脉网,第一跖背侧动脉;布有腓深神经的跖背侧神经,深层为胫神经足底内侧神经。

【主治】 头痛,眩晕,疝气,月经不调,癃闭,遗尿,小儿惊风,癫狂,痫证,胁痛,腹胀,黄疸,呕逆,咽痛咽干,目赤肿痛,膝股内侧痛,足跗肿,下肢痿痹。

【操作】 直刺 0.5～0.8 寸;可灸。芒针操作:太冲透太溪。

第四节 ⊙ 奇　穴

三十六 子宫穴

【定位】 在下腹部,当脐中下 4 寸,中极旁开 3 寸(图 24)。

【解剖】 在腹内、外斜肌中,穴区浅层有髂腹下神经和腹壁浅动脉分布;深层有髂腹股沟神经的肌支和腹壁下动脉分布;再深层可进入腹腔刺及小肠。

【主治】 阴挺;月经不调、痛经、崩漏;不孕。

【操作】 直刺 0.8～1.2 寸;可灸。芒针操作:向会阴部斜刺 3～4 寸,可引起下腹部酸胀,并可放散至会阴及生殖器。

三十七 提托穴

【定位】 在下腹部,当脐下 3 寸,关元旁开 4 寸(图 24)。

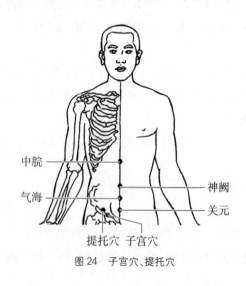

中脘

气海

神阙

关元

提托穴　子宫穴

图 24　子宫穴、提托穴

芒针疗法教程新编

概论篇

【解剖】 当腹内、外斜肌及腹横肌肌部,有旋髂浅动、静脉;布有髂腹下神经。

【主治】 子宫脱垂,肾下垂,腹胀,腹痛,痛经,疝痛等。

【操作】 直刺 1.5～3 寸;可灸。孕妇禁针,排空二便行针。

三十八 夹脊穴

【定位】 在脊柱区,第一胸椎至第五腰椎棘突下两侧,后正中线旁开 0.5 寸,一侧 17 个穴位(图 25)。

【解剖】 因各穴位置不同,其肌肉、血管、神经各不相同。一般的层次结构是,皮肤,皮下组织,浅肌层(斜方肌、背阔肌、菱形肌、上后锯肌、下后锯肌),深层肌(竖脊肌、横突棘肌)。浅层分别布有第一胸神经至第五腰神经的内侧皮支和伴行的动、静脉;深层布有第一胸神经至第五腰神经后支的肌支,肋间后动、静脉或腰动、静脉背侧支的分支或属支。

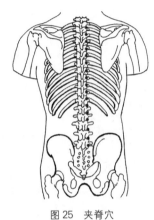

图 25 夹脊穴

【主治】 适应范围较广。其中胸椎第 1～4 夹脊穴,主治肺脏疾患及上肢病;胸椎第 4～7 夹脊穴,主治心脏疾患;胸椎第 7～10 夹脊穴,主治肝胆疾病;胸椎第 10～12 夹脊穴,主治脾胃病;腰椎第 1～2 夹脊穴,主治肾脏疾患;腰椎第 3～5 夹脊穴,主治膀胱、大小肠、子宫及下肢疾患。

【操作】 针尖偏向脊柱,直刺 1.5～2 寸,或用梅花针叩刺;可灸。芒针操作:向下沿皮透刺 3～5 寸。

临床篇

第一章

脏 腑 病

第一节 ◎ 咳 嗽

咳嗽是肺系疾病的常见症状之一。有声无痰为"咳",有痰无声为"嗽",临床上多痰声并见,故以咳嗽并称。

根据病因分类有外感和内伤。外感咳嗽多为急性病症,多由外邪六淫侵袭所致;内伤咳嗽多为慢性病症,多与肺、脾、肾三脏功能失调有关。外感咳嗽若调治不当,迁延日久不愈,可转为内伤咳嗽。内伤咳嗽由于脏腑劳伤,营卫不固,感受外邪可使咳嗽加剧。

【临床表现】

外感咳嗽起病较急,咳嗽、咯痰,咽喉或痒或痛,常有恶寒发热、鼻塞流涕、头身酸痛等外感表证。内伤咳嗽多为慢性,反复发作,咳嗽、咯痰,严重者或伴有喘息。本病早期可无明显体征,或两肺呼吸音粗,后期可闻及散在的干、湿性啰音,咳嗽后可减少或消失。

【治则】

止咳化痰。

【取穴】

主穴:芒针透刺夹脊穴(图25)。

配穴:天突、肺俞、列缺、太渊尺泽、合谷、大椎、脾俞、肾俞、阴陵泉、足三里、丰隆、太溪。

【操作】

患者先俯卧位,医者取出一次性芒针,左手持芒针套管接头部位将针尖对准夹脊穴胸2,右手取出针柄尾部固定插片,轻拍针柄进针,左手位置不变,右手移除芒针上部套管后,右手持针柄,以15°角沿皮向下透刺,缓慢进针,行针以小幅度捻转泻法为主,得气后出针,不留针。肺俞针尖斜向棘突,进针0.8～1.0寸。然后嘱患者仰卧,列缺逆经平刺,捻转泻法,以针感放射至手指为佳;针刺太渊时避开桡动脉,直刺0.3寸;针刺大椎,针尖沿棘突间隙朝向椎间隙直刺,进针1.0寸,有麻感为止;丰隆直刺,进针2.5寸,捻转泻法。其余腧穴常规针刺操作,留针30分钟。

【疗程】

隔日1次,10次为1疗程。

【疗效与分析】

针刺即刻缓解咳嗽症状,治疗1周后症状可明显减轻。对于顽固性咳嗽,为巩固疗效,防止咳嗽反复,可继续巩固治疗。

咳嗽病位在肺,主要病机为肺失宣降,肺气上逆。正如《景岳全书》所说"咳证虽多,无非肺病"。而《河间六书·咳嗽论》指出:"寒、暑、燥、湿、风、火六气,皆令人咳。"中医学认为在六淫中,风性轻扬,易袭阳位,风为百病之长,在外感咳嗽中,常与寒、热、燥相挟侵犯肺系,致使肺卫受损,肺失宣降而引发。而在内伤咳嗽中,可由于外感咳嗽发展而致,也可由于脏腑功能失调,累及于肺,肺失肃降而发生。

夹脊穴旁通督脉,与足太阳膀胱经经气相通,透刺夹脊穴胸2、3、4、5对,可解表祛邪,宣肺益气。取肺俞理肺清肃,通调肺气;取肺经的络穴列缺、原穴太渊合用,宣通肺气,润肺止咳。风寒袭肺加合谷祛风散寒;风热犯肺加大椎、曲池、尺泽清热止咳;痰湿阻肺加足三里、丰隆祛湿化痰;肺肾阴虚加肾俞、太溪滋阴补肾;脾肾阳虚加脾俞、肾俞、足三里补益脾肾。

注意事项

外感咳嗽一般多能治愈,预后较好。内伤咳嗽病程长,易反复,需坚持长期治疗。急性发作时标本兼治;缓解期调理肺、脾、肾三脏功能,重在治本。易感人群在感冒流行期减少外出,避免本病诱发。咳嗽时应注意休息,以免加重病情。平时应注重锻炼身体,增强体质,提高机体免疫力及抗病能力。

第二节 ◎ 哮　　喘

哮喘是一种以发作性喉中哮鸣,呼吸气促困难,甚则喘息不得平卧为特征的肺系疾患。"哮"为喉中痰鸣有声,"喘"为气短不足以息。本病可发生于任何季节,任何年龄,患者多因气候和环境变化而发作。

临床分为实证和虚证两类。发作初期,邪气较盛,气郁痰阻,阻塞气道,多属实证。若反复发作,肺脏气阴耗损,累及他脏,故在缓解期多见虚证。

【临床表现】

典型发作时突感胸闷、气促,呼吸困难,喉中哮鸣,呼气延长,不得平卧,张口抬肩,甚则发绀。发作可持续数分钟,数小时,甚至更长时间。本病发作时胸部膨隆,呈过度充气状态,叩诊呈过清音,两肺可闻及广泛的哮鸣音,持续时间较长,不易消失。

【治则】

降气化痰,止哮平喘。

【取穴】

主穴:天突透膻中(图 26)。

配穴:孔最、太渊、曲池、大椎、肺俞、定喘、脾俞、足三里、丰隆。

【操作】

患者仰卧位,医者左手持芒针套管接头部位将针尖对准天突穴,右手取出针柄尾部固定插片,轻拍针柄进针 0.3 寸,左手位置不变,右手移除芒针上部套管后,右手持针柄沿

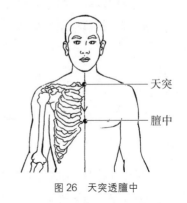

图 26　天突透膻中

胸骨柄后缘、气管前缘缓慢向下透至膻中,针尖勿偏斜,施以捻转泻法,手法轻巧,得气后出针。肺俞、定喘、脾俞均针尖斜向棘突,进针 1.0～1.5 寸,以有沉紧感为准,实则泻之,虚则补之。太渊针刺时避开桡动脉,直刺 0.3～0.5 寸;丰隆直刺,进针 2.5 寸,捻转泻法。其余腧穴常规针刺操作,留针 30 分钟。

【疗程】

隔日 1 次,10 次为 1 疗程。

【疗效与分析】

哮喘症状即时缓解,一般治疗1个疗程后痰液明显减少,活动后无喘息现象,症状可基本消失,恢复正常生活。

哮喘病位在肺,病因为痰饮内伏。可因反复感受时邪而引起,亦有脾失健运,聚湿生痰,或恣食肥甘厚腻,进食发物,或气候突变、情志失调、吸入粉尘、过度劳累等均可触发内伏之痰饮,痰气互结,阻塞气道,肺气上逆而发为哮喘。

天突为任脉、阴维之会,泻之有降火平喘之功效,膻中泻之有宽胸利膈、降逆肺气的作用,取天突透刺膻中,宽胸理气,降逆平喘。肺俞调理肺脏,止哮平喘;定喘为哮喘的经验穴,丰隆为化痰要穴,两穴合用化痰止哮平喘;孔最为手太阴肺经的郄穴,主急性发作性病症,化痰降逆平喘。寒饮伏肺加太渊宣肺散寒;痰热壅肺加曲池、大椎清热宣肺;肺脾气虚加脾俞、足三里培土生金。

注意事项

哮喘具有反复发作、病程长久的特点,治疗时当虚实兼顾,补泻兼施。发作缓解后,应积极治疗其原发病。平时应注意防寒保暖,锻炼身体,增强体质,提高机体抗病能力,戒烟戒酒,查找过敏原,避免接触而诱发。

第三节 ◎ 胃　　痛

胃痛又称"胃脘痛",是以心窝部以下、脐以上的胃脘部疼痛为主要症状,多见于西医学的急慢性胃炎、消化性溃疡、胃痉挛、胃下垂等消化道疾病。

中医学认为本病是由寒邪客胃、饮食伤胃、肝气犯胃、脾胃虚弱所致,影响了胃的气机,导致气机不畅,不通则痛。

【临床表现】

以胃脘部疼痛为主症,一般在进食前后都可出现,常伴有胃脘部胀满,嗳气,反酸,恶心呕吐,食欲不振等症状。多数患者常因受寒、饮食不慎、情志不畅、劳累等因素诱发或加重。本病发作时上腹部可有压痛,无其他特殊体征。

【治则】

理气和胃止痛。

【取穴】

主穴：中脘。

配穴：脾俞、胃俞、膈俞、梁门、梁丘、足三里、内关、公孙、太溪、太冲。

【操作】

患者仰卧位，医者左手持芒针套管接头部位将针尖对准中脘穴，右手取出针柄尾部固定插片，轻拍针柄进针，左手位置不变，右手移除芒针上部套管后，右手持针柄，捻转进针，进针约 3.0～5.0 寸，针感向两胁及少腹部放射，左手移除下部套管，完成进针。足三里直刺 2.0 寸，施提插捻转补法，令酸胀感向四周放射为度；梁丘向上斜刺，针入 1.0～2.0 寸，令酸胀感向全腹放射为度；脾俞、胃俞、膈俞针尖斜向棘突，进针 1.0～1.5 寸，实则泻之，虚则补之。其余腧穴常规针刺操作，留针 30 分钟。

【疗程】

隔日 1 次，10 次为 1 疗程。

【疗效与分析】

一般针 1 次或数次即有明显的止痛效果。但对于病程较长的胃痛还需长期治疗才能取得较好的疗效。

胃痛最主要的病机特点是"不通则痛"，寒邪、饮食、气滞、血瘀、过劳等诸多原因导致胃失和降，胃气上逆均可产生胃痛。胃痛病位在胃，与肝、脾关系密切。根据经络学说，脾胃互为表里，一脏一腑，一升一降，两者在生理上相辅相成，在病理上也相互影响。根据五行学说，肝胃之间，木土相乘，肝气郁结，易横逆犯胃，引发胃痛。

胃为水谷之海，以降为顺，中脘为胃募穴、八会穴之腑会，募治本脏，足三里为胃的下合穴，"合治内腑"，两穴合用可通调腑气，和胃止痛。梁丘为足阳明胃经的郄穴，阳经郄穴治疗急性痛症，针刺梁丘可减缓胃的蠕动，缓解疼痛。内关为手厥阴心包经之络穴，擅长降逆止呕，又通阴维脉，"阴维为病苦心痛"，可和胃降逆止痛。公孙为脾经的络穴，通冲脉，与内关合用，调理脾胃而止痛。肝气犯胃者加用太冲疏肝理气；瘀血内停者加用膈俞活血化瘀；脾胃虚弱者加用脾俞、胃俞调理脾胃；胃阴不足者加用太溪滋养胃阴。

注意事项

胃痛一般预后良好。平时应注意饮食调摄，宜少食多餐，勿过饥过饱，忌食生冷、刺激性食物；戒烟戒酒；保持心情舒畅。

第四节 ⊙ 胃 下 垂

胃下垂是指人站立时,胃的下缘达盆腔,胃小弯弧线最低点降到髂棘连线以下。常见于女性或瘦长体型者。此外经产妇多次手术有切口疝者、消耗性疾病进行消瘦者以及卧床少动者也容易发生胃下垂。其症状轻重表现与病人神经敏感性有明显关系。

胃下垂的发生原因主要和膈肌悬吊力不足、膈胃、肝胃韧带松弛,腹内压下降及腹肌松弛等因素有关。中医学认为胃下垂属脾弱肌松,形成胃缓。本病属中医学"呕吐,胃脘痛,嗳气"等范畴。因脾主肌肉而司运化,脾虚运化失司,中气下陷,阳气失温,失去升举功能而致胃体下坠。

【临床表现】

慢性上腹疼痛,但无周期性,无明显的节律性,疼痛性质和程度常有变化。疼痛之轻重与进食量的多少有关,进食和直立时症状加重,平卧则减轻,同时可伴有头晕乏力、食欲不振、脘闷不舒、呕吐嗳气、便秘或腹泻。轻度胃下垂可无症状。

【治则】

升举中气,健脾和胃。

【取穴】

主穴:气海、中脘、提托穴。

配穴:百会、天枢、关元、大横、水道、足三里、夹脊穴。

【操作】

芒针操作法,先针气海穴,轻捻缓进,进针3～4寸,补法,令针感缓缓上行至肚脐以上为度,后针关元穴,轻捻缓进,进针3～4寸,以平补平泻手法,两穴加温针灸法,使阳气缓慢上行。再针中脘穴,轻捻缓进,针3～4寸,泻法,令针感缓缓下行;天枢、大横、水道、提托穴刺3～4寸,捻转泻法;百会平刺0.5寸,捻转迎随补法;脾俞、胃俞、肝俞水平透刺夹脊穴,针1～1.5寸;足三里,深刺1.5寸,补法。

加减:胃脘胀者加天枢;大便不畅者加水道、归来、丰隆;肝气犯胃者加刺三阴交、支沟、阳陵泉,施以泻法。重度胃下垂,少腹重坠,腹胀,消瘦,乏力,不喜饮水,饮水后停留在胃脘部滚滚作响,平卧时稍舒缓,取秩边穴透向水道,深度4～

6寸,捻转泻法,针感向少腹、下腹有抽、麻、胀感为正常反应。

【疗程】

隔日1次,10次为1疗程。

【疗效与分析】

患者一般针1次后,即自觉腹胀坠感减轻,胃纳增加。针8次后即症状减轻,面色渐渐红润,体重明显增加,针1～2疗程后经消化道造影复查,胃体升至正常位置为痊愈。

本方温补气海、关元以补气培元,中脘足三里调理脾胃以滋生化之源,针补百会使阳气旺盛,天枢、水道为消除腹胀要穴,背俞穴透夹脊穴调理脏腑之气。诸穴合用,芒针透刺,共奏升举阳气,健脾温胃之功。

注意事项

进针较深,注意手法必须力透指尖、轻捻缓进,以防刺伤内脏或血管。本病治疗的同时应积极调补脾胃。

第五节 ⊙ 泄 泻

泄泻是以大便次数增多、粪质稀薄,甚或泻出如水样为主要症状的一类病证。泄是指大便溏薄而势缓,泻则指大便清稀如水直下之状,临床一般将两者统称为泄泻。本病一年四季都可发生,尤以夏秋季节为多见。

泄泻的病因主要有感受外邪、饮食不当、情志不畅及脏腑虚弱等,均可导致脾胃功能失常而发病。

【临床表现】

大便次数增多,粪质清稀,甚如水样或伴有未消化的食物,常伴有腹痛、肠鸣等症状。患者下腹部或左下腹可有压痛,肠鸣音增加或亢进。

【治则】

化湿健脾止泻。

【取穴】

主穴:上巨虚。

配穴：合谷、脾俞、肾俞、命门、中脘、建里、天枢、大肠俞、足三里、太冲。

【操作】

患者仰卧位，医者左手持芒针套管接头部位将针尖对准上巨虚，右手取出针柄尾部固定插片，轻拍针柄进针，左手位置不变，右手移除芒针上部套管后，右手持针柄，深刺 3.0 寸，行捻转泻法，左手移除下部套管，完成进针。天枢直刺 2.0 寸，使针感向小腹部放射，提插捻转泻法。脾俞、肾俞、大肠俞针尖刺向棘突，进针 1.0～1.5 寸。命门直刺 0.5～1.0 寸。其余腧穴常规针刺操作，留针 30 分钟。

【疗程】

隔日 1 次，10 次为 1 疗程。

【疗效与分析】

一般针 1 次后即可见效，针数次或 1 个疗程症状可明显减轻。著名医家张景岳在《景岳全书》中指出："泄泻之本，无不由于脾胃"，可见泄泻虽病位在肠，但小肠的泌别清浊与大肠的传化糟粕都是在脾的主导下进行，因此关键病变脏腑在脾胃，外邪与内因只有影响到脾胃的运化功能，才能致泻。

本病病位在肠，取大肠募穴天枢、大肠背俞穴大肠俞而成俞募配穴，与大肠之下合穴上巨虚合用，调理肠腑而止泻；足三里化湿健脾。寒湿困脾加脾俞健脾；肠腑湿热加合谷清热；饮食内停加中脘、建里消食导滞；肝郁气滞加太冲疏肝理气；脾气下陷加百会升阳举陷；肾阳亏虚加肾俞、命门温补肾阳。

注意事项

泄泻一般预后较好，在治疗期间应注意饮食卫生，忌食辛辣、生冷、油腻之品，清淡饮食。

第六节 ⊙ 便 　 秘

便秘是以大便秘结、排便周期延长，或便质干硬、排便困难为主要症状的一种病证。

饮食入口，经过食管，容纳于胃，通过脾胃的运化，将所剩的糟粕再由大肠传送而排出体外，即为大便。脾胃与大肠的功能正常，则大便顺畅。若饮食不当、情志失调、久病体虚、脏腑损伤等均可导致大肠传导功能失常，引发便秘。

【临床表现】

大便次数减少，2日以上至1周解1次大便；粪质干硬，排出困难，或有便意，但排出不爽或无力排出；常伴有腹痛腹胀，食欲减退等症状。一般无明显阳性体征，某些患者可在左下腹触及粪块。

【治则】

润肠通便。

【取穴】

主穴：上巨虚。

配穴：曲池、合谷、天枢、气海、足三里、照海。

【操作】

患者仰卧位，医者左手持芒针套管接头部位将针尖对准上巨虚，右手取出针柄尾部固定插片，轻拍针柄进针，左手位置不变，右手移除芒针上部套管后，右手持针柄，进针约3.0寸，捻转泻法，左手移除下部套管，完成进针；天枢直刺2.0寸，使针感向小腹部放射，提插捻转泻法。其余腧穴常规针刺操作。留针30分钟。

【疗程】

隔日1次，10次为1疗程。

【疗效与分析】

一般针1次后即可见效，当日或次日可解下大便。针数次或1个疗程便秘症状可明显改善。对于顽固性便秘，坚持治疗几个疗程，也能取得良好的效果。

便秘属中医学"脾约""大便难"范畴，是临床常见的病种之一。基本病机为大肠传导功能失常，气机不畅，糟粕内停。病位在肠，与肺、脾、胃、肝、肾等脏腑功能失调相关。针刺能调节脏腑功能，促进肠道蠕动，增加直肠收缩力，是治疗便秘的有效方法之一。

上巨虚为大肠的下合穴，针用泻法，调肠理气；上巨虚又是胃经的腧穴，通过强刺激使大肠恢复传导功能；照海为治疗便秘之经验穴，养阴增液行舟；曲池、合谷清泻腑热；气海、足三里扶助中气，生化气血。

注意事项

针灸治疗便秘有较好的效果，在治疗期间，患者应注意调整饮食，调摄情志，养成良好的排便习惯。

第七节 ◎ 尿 潴 留

尿潴留,中医学称为"癃闭",指尿液排出困难,甚至无法排尿。"癃"为小便不利,点滴而出;"闭"为小便不通,点滴全无。临床上可分为急性和慢性两种,多见于老年男性,产后妇女及手术后患者。本节主要论述慢性尿潴留。

膀胱的主要功能是贮尿和排尿。膀胱的排尿功能有赖于肾与膀胱的气化作用,若气化失司则膀胱不利,可见尿痛、淋涩、排尿不畅,甚则癃闭。故《素问·宣明五气篇》曰:"膀胱不利为癃,不约为遗溺。"因此本病的主要原因是膀胱气化不利,而造成膀胱气化不利的原因多为湿热下注、肝气郁结、尿路阻塞、肾气亏虚。

【临床表现】

以排尿困难为主要表现。急性尿潴留起病较急,下腹部胀痛难忍;慢性尿潴留表现为排尿不畅、尿频,常有排尿不尽感。严重患者可出现尿毒症症状。本病急性发作时,下腹部可触及充盈的膀胱,叩诊呈浊音。慢性尿潴留患者一般无明显体征。

【治则】

调理膀胱,通利小便。

【取穴】

主穴:秩边透水道。

配穴:中极、关元、三阴交、行间、太冲、太溪、肾俞。

【操作】

患者先俯卧位,医者左手持芒针套管接头部位将针尖对准秩边穴,右手取出针柄尾部固定插片,轻拍针柄进针,左手位置不变,右手移除芒针上部套管后,右手持针柄,捻转进针,朝水道方向缓缓透刺,深度为 5.0～6.0 寸,使针感到达下腰部、小腹部及会阴部,最好使患者出现尿意或下腹部收缩感,左手移除下部套管,完成进针。然后嘱患者仰卧,三阴交针刺向上偏斜,使针感向患者下腰部及会阴部传导;关元、中极垂直进针,缓慢进针 1.0 寸,不可深刺,以免损伤膀胱。留针 30 分钟。

【疗程】

隔日 1 次,10 次为 1 疗程。

【疗效与分析】

芒针治疗本病有一定疗效,注意急性尿潴留时不可盲目使用针刺疗法,应予西医导尿措施处理。

《素问·灵兰秘典论篇》说:"膀胱者,州都之官,津液藏焉,气化则能出矣。"本病的病位在膀胱,与三焦、肺、脾、肾的关系密切。三焦气化不利,肺不能通调水道,脾不能升清降浊,肝气郁滞,疏泄不及,肾阳亏虚,气不化水,均可引起膀胱气化失常,小便不能排出。

秩边属足太阳膀胱经的腧穴,有疏通经脉的作用,水道有通利水道的作用,秩边透水道,可使针感直达病所。关元、三阴交可调理肝、脾、肾,助膀胱气化。湿热下注加中极、行间清热利湿;肝郁气滞加太冲疏肝理气;肾气亏虚加肾俞、太溪补益肾气。

注意事项

针灸治疗慢性尿潴留效果满意。在治疗期间,患者应放松心情,反复做腹肌紧张、松弛的交替锻炼。

第八节 ◎ 尿 失 禁

尿失禁是在清醒状态下小便不能控制而自行流出的一种疾病。可分为充溢性尿失禁、无阻力性尿失禁、反射性尿失禁、急迫性尿失禁及压力性尿失禁五类。

本病属中医学"小便不禁"范畴。多由于劳累、病后、产后体虚、老年肾虚,湿热、瘀血积于膀胱,致使膀胱失约,导致本病的发生。

【临床表现】

在清醒状态下小便不能控制而自行流出,或因咳嗽、喷嚏、情绪激动、惊吓、听到滴水声时,小便自行流出。一般无明显体征。

【治则】

益肾固脬。

【取穴】

主穴:秩边透水道。

配穴：关元、中极、膀胱俞、肾俞、肺俞、脾俞、足三里、三阴交、阴陵泉、行间。

【操作】

患者俯卧位,医者左手持芒针套管接头部位将针尖对准秩边穴,右手取出针柄尾部固定插片,轻拍针柄进针,左手位置不变,右手移除芒针上部套管后,右手持针柄,捻转进针,朝水道方向缓缓透刺,深度为4.0～4.5寸,施捻转泻法,以患者小腹和尿道有胀感为度,不留针。然后嘱患者仰卧,三阴交直刺1.5寸,施捻转补法;肾俞直刺1.5寸,施捻转补法,令针感向腹部放射;肺俞、脾俞针尖斜向棘突,进针1.0～1.5寸,施捻转补法。其余腧穴常规针刺操作。留针30分钟。

【疗程】

隔日1次,10次为1疗程。

【疗效与分析】

芒针治疗本病疗效较好,但注意对于充溢性尿失禁患者针刺中极、关元穴时注意针刺深度和方向,以免刺伤膀胱。治疗期间还应对原发病治疗。

本病病位在膀胱,膀胱的募穴中极、背俞穴膀胱俞而成俞募配穴法,可调理膀胱气机,增强膀胱对尿液的约束力;肾俞补肾固摄;三阴交为足三阴经交会穴,可调理肝、脾、肾气机;秩边透水道有通利水道的作用。湿热下注加阴陵泉、行间清利湿热;肺脾气虚加肺俞、脾俞、足三里补益肺脾;肾气不固加关元补肾固本。

注意事项

针灸治疗本病有较好疗效。平时患者应加强锻炼,增强体质。经常作收腹、提肛练习。

第九节 ⊙ 盆 腔 炎

盆腔炎是指女性盆腔生殖器官及其周围结缔组织、盆腔腹膜等部位发生的炎症,临床可分为急性盆腔炎和慢性盆腔炎。急性盆腔炎多见于行经期、分娩中产道损伤或出血等情况下。慢性盆腔炎多由急性盆腔炎迁延而成。属中医学

"带下""瘕聚"范畴。本节主要论述慢性盆腔炎。

本病多见于生育期妇女,常由分娩、流产,或产后、月经期不注意卫生,或附近其他部位的感染,使病原体侵入所致。中医学认为由于胞络空虚,湿热乘虚内侵,蓄积于盆腔,与气血相搏,气血运行不畅,使冲任二脉受损而成。

【临床表现】

慢性盆腔炎表现为下腹部坠胀疼痛,痛连腰骶,常在劳累、月经前后、性交后加重,可伴有低热、乏力、白带增多,月经不调,甚至不孕。妇科检查可见阴道分泌物增多,子宫触压痛,多呈后位,宫体一侧或两侧附件增厚、压痛,甚至可触及炎性肿块。

【治则】

清热利湿,行气活血,化瘀止痛。

【取穴】

主穴:秩边、次髎。

配穴:带脉、中极、三阴交、蠡沟、阴陵泉、太冲、膈俞。

【操作】

患者俯卧位,医者左手持芒针套管接头部位将针尖对准秩边穴,右手取出针柄尾部固定插片,轻拍针柄进针,左手位置不变,右手移除芒针上部套管后,右手持针柄,缓缓捻转进针,以捻转泻法,令针感传至会阴部,不留针。次髎须刺入骶孔,进针 2.5~3.0 寸,使针感传至会阴部。然后嘱患者仰卧,带脉向前斜刺;中极在排空小便的情况下直刺 1.0~1.5 寸。其余腧穴常规针刺操作,留针 30 分钟。

【疗程】

隔日 1 次,10 次为 1 疗程。

【疗效与分析】

一般治疗 1 个疗程后症状有所缓解,3 个疗程后症状可明显改善。

本病的病变部位在肝、脾、肾三脏,然女子以血为本,又与冲脉和任脉有密切的关系。秩边为膀胱经腧穴,运用芒针透刺,可使针感直达病所。带脉属胆经腧穴,为胆经与带脉的交会穴,可调冲任、理下焦、调经血、止带下;三阴交是足三阴经的交会穴,足三阴经均循行于少腹和阴器,故能通调三阴经经气,达到三经并调、调和气血的目的。湿热下注加蠡沟、阴陵泉清利湿热;气滞血瘀加太冲、膈俞活血化瘀止痛。

第十节 ◎ 月 经 失 调

　　月经失调是以月经周期异常为主的月经病,临床上有月经先期、月经后期和月经先后无定期这三种情况。

　　月经先期是月经周期提前 7 天以上,甚至 10 余日一行,连续两个周期以上,常与月经过多并见,严重者可发展为崩漏。其病因病机主要是气虚和血热。气虚则统摄无权,冲任失固;血热则热伏冲任,迫血妄行,以致月经提前而至。

　　月经后期是月经周期延后 7 天以上,甚至 3～5 个月一行,常伴月经量少,严重者可发展为闭经。其发病机理有虚实之分。实者因寒凝、气滞、血瘀导致血行不畅,冲任受阻,致使月经延后;虚者因肾虚、血虚导致精血不足,血海不能按时满溢。

　　月经先后无定期是月经或提前或延后 7 天以上,连续 3 个周期以上者。本病的发病机制主要是肝肾功能失调,冲任气血不调,血海蓄溢失常,多由肝郁和肾虚所致。

【临床表现】

以月经周期异常为主要改变,并伴有月经量、色、质的异常。

【治则】

　　血虚者益气养血,补肾调经;血热者清热调经;气郁者疏肝理气调经;血寒者温经散寒调经。

【取穴】

主穴:关元透曲骨。

配穴:脾俞、膈俞、肾俞、血海、三阴交、足三里、太溪、太冲、地机。

【操作】

　　患者仰卧位,医者左手持芒针套管接头部位将针尖对准关元穴,右手取出针柄尾部固定插片,轻拍针柄进针,左手位置不变,右手移除芒针上部套管后,右手持针柄,自关元以15°角向曲骨平刺进针,使针感向小腹及会阴传导,实者用捻转泻法,虚者用捻转补法,左手移除下部套管,完成进针。深刺三阴交,以酸胀感沿经脉上行为佳;膈俞、脾俞针尖斜向棘突,进针1.0～1.5寸,施捻转补法;肾俞直刺1.5寸,施捻转补法。其余腧穴常规针刺操作,留针30分钟。

【疗程】

隔日1次,10次为1疗程。

【疗效与分析】

一般多在月经来潮前开始治疗,行经期间停止。治疗1～2个疗程就有明显效果。

本病发病与肝、脾、肾三脏及冲、任二脉关系密切。关元为任脉要穴,又是足三阴经与冲脉的交会穴,可调理冲任;血海是妇科调理经血的要穴;三阴交为足三阴经的交会穴,能通调三阴经经气,达到三经并调,调和气血的目的。气虚加足三里、脾俞益气健脾;血虚加脾俞、膈俞养血健脾;肾虚加肾俞、太溪补肾调经;血热加地机清泻血热;气郁加太冲疏肝理气;血寒加灸命门温经通络。

注意事项

针灸治疗本病有较好的疗效。患者平时应注意生活调养和经期卫生,畅情志,避风寒,适当休息,忌食辛辣、生冷的食物等。

第十一节 ◎ 子 宫 下 垂

子宫下垂是指子宫从正常位置沿阴道下降,子宫颈达到坐骨棘水平以下,甚至子宫全部脱出阴道口外,或阴道壁膨出。这是重体力劳动妇女常见病症之一,多发生于40～70岁妇女,其中以50～60岁发病率最高。

子宫脱垂属于中医"阴挺""阴疝""阴痔"范围。多因分娩时用力过度,或产后过早体力劳动,以致脾虚气弱,中气受损而气虚下陷;或因素体虚弱,孕育过多,房劳伤肾,以致胞络损伤不能系胞而成阴挺。

【临床表现】

最常见的症状是下坠感,腰骶酸痛,阴道脱出一块物,咳嗽、走路时加重。轻者脱出物不大,卧床休息即可自动回升,重者脱出物较大,卧床休息亦不回升,需用手还纳。阴道分泌物增多,月经不调。有时可使尿道弯曲,若伴发膀胱膨出,可引起尿频、排尿困难、泌尿系感染、尿潴留及张力性尿失禁等。若伴有直肠膨出则发生排便困难。脾虚:伴劳则加剧,精神疲惫,四肢无力,带下色白,质稀量多,舌淡苔薄,脉虚弱。肾虚:伴腰腿酸软,小便频数,头晕耳鸣,舌淡红,脉沉而弱。

根据子宫脱垂的程度可分为三度。

Ⅰ度为子宫体下降,子宫颈外口位于坐骨棘水平之下,但仍在阴道内(宫颈外口距阴道口不及 4 cm)。

Ⅱ度轻为子宫颈已脱出阴道口外,但子宫体仍在阴道内。Ⅱ度重为子宫颈及部分子宫体已脱出阴道口外。

Ⅲ度为子宫颈及子宫体全部脱出阴道口外。

【治则】

补虚升阳、固摄胞宫,兼补脾益肾。

【取穴】

主穴:气海、中脘、维道、子宫。

配穴:百会、天枢、关元、三阴交。脾虚配足三里、阴陵泉,肾虚配太溪、大赫穴、肾俞。

【操作】

芒针操作法,先针气海穴,轻捻缓进,进针 3~4 寸,补法,令针感缓缓上行至肚脐以上为度,后针关元穴,轻捻缓进,进针 3~4 寸,以平补平泻手法,两穴加温针灸法,使阳气缓慢上行。再针中脘穴,轻捻缓进,针 3~4 寸,泻法,令针感缓缓下行;维道、子宫穴刺 3~4 寸,针尖朝耻骨联合方向,45°角斜刺入皮肤,针深达脂肪下肌层,横行刺入肌层,反复捻转,使患者会阴和小腹有抽动感;百会平刺0.5 寸,捻转迎随补法;足三里深刺 1.5 寸,太溪常规刺法,均补法。

【疗程】

隔日 1 次,10 次为 1 疗程。

【疗效与分析】

患者一般针 1 次后,即自觉腹胀坠感减轻。针 8 次后多症状减轻,面色渐渐红润,体重明显增加,针 2~3 疗程后子宫升至正常位置为痊愈。

针刺多选用下腹部穴位,除维道、关元等经穴外,子宫穴是治疗本病的经验穴。百会为三阳五会之所,诸阳之会,督脉经穴,具有振奋阳气、升阳举陷之功。气海穴益气、固胞、调任。维道穴为足少阳与带脉之会,可维系带脉,固摄胞宫。

注意事项

> 治疗期间不宜参加重体力劳动,避免负重和下蹲过久,禁房事;体质虚弱或有继发感染者应配合药物治疗。本病形成与产后、病后体虚有关,若要根治则必须注意休息与功能锻炼,指导患者坚持做有关肌肉的收缩锻炼。

第十二节 ◦ 不 孕 症

不孕症是指育龄夫妇有正常性生活、同居 1 年以上,未避孕而不能受孕者。临床可分为原发性不孕和继发性不孕。原发性不孕是指婚后从未受孕者,继发性不孕是指曾有过妊娠,以后未避孕 1 年未再受孕。正常夫妇约 10% 有不孕症。

原发性不孕多由排卵障碍、先天畸形等因素造成,中医学称为"全不产",认为或因七情内伤,肝气郁结,疏泄失常,气血不和,冲任瘀滞而致不孕;或因素体肥胖,恣食膏粱厚味,以致痰湿内生,冲任胞脉闭阻,而致不能摄精成孕。继发性不孕多由流产后输卵管因素或子宫因素引起,中医学称为"断绪",认为多由经期或者产后摄生不慎,或房事不节,邪入胞宫,与血相搏结,以致瘀血或湿热下注,胞脉受阻,任脉不通,两精不能相合而不孕。

【临床表现】

不同病因导致的不孕症伴有相应病因的临床症状。排卵障碍的患者多表现为月经失调、闭经等症,输卵管因素的患者多表现为腹痛、白带多等症,子宫因素的患者多表现为腹部包块,月经量多或量少等。

【治则】

补肾活血,疏肝健脾。

【取穴】

主穴：关元、中极、子宫。

配穴：三阴交、太冲、太溪、膈俞、肾俞、丰隆、阴陵泉。

【操作】

嘱患者仰卧位，医者左手持芒针套管接头部位将针尖对准子宫穴，右手取出针柄尾部固定插片，轻拍针柄进针，左手位置不变，右手移除芒针上部套管后，右手持针柄，两侧子宫穴分别直刺 1.5～2.5 寸；中极、关元在排空小便的情况下直刺 1.0～2.0 寸，针刺操作同前。其余腧穴常规针刺操作，留针 30 分钟。

【疗程】

隔日 1 次，10 次为 1 疗程。

【疗效与分析】

一般治疗 1 个疗程后症状有所缓解，3 个疗程后症状可明显改善。

本病的病变部位根本在于肾，但肝、脾、气血的影响也是挺重要的。

在肝、脾、肾三脏，然女子以血为本，冲为血海，任主胞胎，因此妊娠与冲脉和任脉有密切的关系。关元、中极属任脉，子宫是治疗不孕症的经验穴，因此三穴采用芒针治疗，可使针感直达病所。三穴相配可调节冲任、通经行瘀。三阴交是足三阴经的交会穴，足三阴经均循行于少腹和阴器，故能通调三阴经经气，达到三经并调，调和气血的目的。气滞血瘀加太冲、膈俞疏肝活血；痰湿阻滞加丰隆、阴陵泉祛湿化痰。

注意事项

针灸治疗不孕症效果较好。不孕症妇女要注意个人卫生，积极锻炼身体，增强体质。不孕症女性往往接收到来自社会及家庭的压力，容易肝气郁结，因此要配合心理疏导。夫妻双方共同治疗效果更好。

第十三节 ⊙ 前列腺炎和良性前列腺增生

前列腺炎和前列腺增生属中医学"癃闭"范畴。癃闭是以排尿困难，甚或小便闭塞不通为主证的疾患。凡病势缓，小便不利，涓滴而下者谓之"癃"；病势急，小便不通，欲溲而不下者谓之"闭"。

中医病因病机：本病的病位在膀胱，膀胱气化不利是导致本病的直接原因。而造成膀胱和三焦气化不利的具体原因多为湿热下注、肝郁气滞、尿路阻塞和肾气亏虚。

【临床表现】

以排尿困难为主症，常伴小腹胀满。病情严重时，可见头晕、心悸、喘促、浮肿、恶心呕吐、视物模糊，甚至昏迷抽搐等尿毒内攻症状。

【治则】

实证：清湿热，散瘀结，利气机，通水道。

虚证：补脾肾，助气化。

【取穴】

主穴：秩边透水道。

配穴：实证取阴陵泉、行间；虚证取三阴交、太溪、大赫、气海、关元。

【操作】

按照非接触式芒针的操作方法，用 100 mm 芒针刺秩边透水道，令针感达会阴及尿道、睾丸，有麻窜感为佳。进针时轻捻缓进，行小幅度高频率捻转泻法，押手需密切配合，寻求良好针感，使气至病所；针阴陵泉、行间时以捻转泻法，针大幅度垂直刺入，令针感直达会阴及尿道；气海、关元直刺，轻捻缓进，以呼吸补法并加艾灸；三阴交、太溪采用捻转提插补法。如肾虚腰痛者加肾俞、大肠俞；阳痿早泄者加归来；食少便溏、身重肢冷、失眠者加足三里、神门、内关；咽干、大便秘结、烦渴欲饮者加大椎、丰隆。

【疗程】

每日或隔日 1 次，14 次为 1 个疗程。

【疗效与分析】

一般针 4～5 次后，少腹明显松快，小便略为畅通。针 2～3 个疗程后症状基本改善，临床治愈。如合并性功能紊乱者疗程稍长。前列腺炎和前列腺增生发病原因复杂。前者一般为感染引起，后者一般与体内性激素平衡失调有关。

本病多属慢性，且迁延日久不愈，又属在深部器官的疾病。药物往往难以奏效，又不能一般地在就近部位刺入。只有采取细长而富有弹性的芒针定向深刺，使感应直达病所。患者取侧卧屈膝位或伏卧位，得气后进行弹搓手法加强针麻感，使经气疾行。

第十四节 ◎ 癫　狂

　　癫证以沉默痴呆、语无伦次、哭笑无常为特征,属阴;狂证以喧扰不宁、躁妄打骂、动而多怒为特征,属阳。癫证与狂证有时可以交替出现,又能互相转化,临床上称为癫狂。

　　中医病因病机:多由精神刺激,忧思恼怒,气郁痰火,阴阳失调,心神失主导致。

【临床表现】

　　癫证初起多悲,如痴如呆,表情淡漠,或喃喃独语,语无伦次,泣笑无常,多疑易惊,甚则妄见妄闻,不知秽清,不思饮食。狂证初起多怒,头痛失眠,面红耳赤,两眼怒视,毁物自伤,打人骂人,不分亲疏,或登高而歌,弃衣而走,狂乱无知,气力逾常,不思饮食。

【治则】

　　清心泻热,化痰开窍。

【取穴】

　　主穴:太阳透头维,合谷透劳宫,丰隆、太冲透涌泉。

　　配穴:印堂、神门、哑门、风池、大陵、内关、间使、巨阙、百会。

【操作】

　　患者先仰卧,按照非接触式芒针的操作方法,印堂穴向鼻根斜刺约 1.0 寸,太阳穴平刺进针透向头维,约 2.0 寸;直刺神门或内关、大陵(交替使用),合谷透劳宫,约 1.5 寸,深刺丰隆穴 2.0 寸,45°斜刺太冲透涌泉,约 1.5 寸。得气后均强刺激,大幅度捻转泻法,留针 30 分钟。然后患者伏卧位,针哑门穴时,直刺 1.5 寸(不可向上或深刺)。使患者有抽动感即出针,不可捻转。风池穴可向对侧眼球深刺 2 寸,有麻窜感即出针。

【疗程】

每日 1 次,严重狂躁症可每日 2 次(哑门穴 2 日 1 次),10 次为 1 个疗程。

【疗效与分析】

以上治疗效果好者针 1～2 次后即情绪安静。一般 1 个疗程后即基本控制病情,为了稳定可再治疗 1 个疗程。治疗中仍可配合药物,协同作用。

癫证多由思虑太过、所求不遂,以致肝失条达,脾气不运,津液凝滞成痰,痰蒙心窍,神明失常。狂证多由忧思恼怒,情志抑郁,肝胃火盛,挟痰上扰,乃致神志逆乱,遂成狂证。

本方取经外奇穴印堂、太阳具有祛风通阳开窍作用,内关、大陵、劳宫均为心包经穴、原穴、荥穴,具有清心泻火宁神作用。大陵为统治癫狂病的"十三鬼穴之一"。取神门、丰隆以化痰浊而苏神明,哑门、风池可清脑开窍。诸穴相合,使神明有主而癫狂自止。狂怒者强刺激太冲透涌泉。

注意事项

针灸对本病有一定疗效,但在治疗前应明确诊断;在治疗过程中,要对患者进行严密的防护,防止自杀以及伤人毁物。家属应积极配合,对患者加强护理,结合心理治疗,以提高疗效。

第十五节 ⊙ 癔　　症

癔症以抑郁善忧、情绪不宁或易怒善哭为主症,类似于西医学的神经症,是一种心因性情志疾病。

中医病因病机:多由情志不舒、郁怒伤肝、思虑伤脾所致。肝气郁结则化火,脾气郁滞则生湿,气机失常,郁滞为患,日久则心情愈加抑郁,饮食减少,气血不足,引起脾气虚弱或肾阴亏耗等病理变化。

【临床表现】

患者常有多种原因的情志所伤史。常常忧郁不畅,胸闷胁胀,善太息,不思饮食,失眠多梦,易怒善哭等。

【治则】

安神宁心开窍。

【取穴】

主穴：中脘。

配穴：人中、内关、神门。

【操作】

按照非接触式芒针的操作方法，深刺中脘穴，旨在通调三焦气机。进针轻捻缓进，刺入 3～4 寸，泻法，针感以缓缓下行至少腹为度，气至病所后即出针，急按针孔；刺内关穴 1.0～1.5 寸，施提插捻转之法，针感向手指和肘、腋、脑部放散；针人中穴时，针尖斜向鼻柱，进针 2～3 分，作轻轻雀啄手法 10 秒，操作时应一边暗示患者对自己的病愈充满信心。

【疗程】

每日 1 次，10 次为 1 个疗程。

【疗效与分析】

效果快的针 1 次后病即痊愈，严重者针 3～4 次明显好转，一般 1 个疗程后基本治愈。

本病多由情志异常气机郁滞所致，日久可以耗伤心气营血，以致心神不安，脏腑阴阳失调。心喜静，静则心神内守而神藏，若为忧伤、恼怒、郁结等七情所伤，可损及心营，营血不足则气盛火炎，导致心不宁静，神躁不安。或由于火热生痰，痰热上扰神明，出现躁扰不宁等症状。

本方取中脘为上、中、下三焦之枢纽，为腑之会穴，在任脉经上。深刺中脘穴可疏调三焦气机，打通人体枢纽，调节任督等脉，以达气血冲和目的。人中为督脉之会穴，督脉主一身阳气，具苏厥开窍之功，针人中可调神醒脑；心藏神，包络为其外卫，取内关、神门清泄心火而安神。

注意事项

本病是情志病，治疗时不能忽视语言的暗示作用，应该解除患者的思想顾虑，树立战胜疾病的信心。注意与癫病、狂病以及脑动脉硬化、脑外伤等所产生的精神症状作鉴别。

第二章

经　脉　病

第一节 ⊙ 头　痛

头痛是由于外感或内伤，导致经脉拘急或失养、清窍不利所引起的以头部疼痛为主要临床表现的疾病。历代中医也称其为"脑风""首风"。

头痛的病因主要分外感与内伤两大类，外感头痛多以感受风邪为主，患者起居不慎，坐卧当风，感受风、寒、湿、热等外邪而引起头痛；内伤头痛与肝脾肾三脏关系密切。脏腑气血、功能失调，邪阻脉络，清窍不利；精血不足，脑失所养，此为头痛发作之基本病机。

现代医学中的各类头痛、偏头痛，凡是符合头痛的证候特点的都可以参考本节内容进行辨证论治。

【临床表现】

以头痛为主要特征，可表现为前额、额颞、顶枕部、巅顶甚至全头部的疼痛；头痛性质可分为跳痛、刺痛、胀痛、昏痛、隐痛、空痛等。头痛可以突然发作，也可以反复发作。疼痛持续时间数分钟、数小时、数天或数周不等。

根据不同头痛部位对应的经络循行区域，中医将头痛分为阳明头痛（前额痛）、少阳头痛（额颞痛）、太阳头痛（顶枕痛）、厥阴头痛（巅顶痛）和全头痛。

【治则】

舒经通络，通行气血，虚补实泻。

【取穴】

主穴：依据疼痛部位所属的相应经脉取穴以及局部取穴为主。阳明头痛取神庭透印堂（图27），少阳头痛取头维透太阳、太阳透率谷、太阳透下关，太阳

71

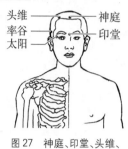

图27 神庭、印堂、头维、太阳、率谷

头痛取双侧风池相互透刺；厥阴头痛取太冲透涌泉。

配穴：风池、太阳、阿是穴。

【操作】

患者仰卧位，神庭透印堂、头维透太阳、太阳透率谷操作为分别从神庭、头维、太阳进针，医者左手持芒针套管接头部位将针尖对准所选穴位，右手取出针柄尾部固定插片，轻拍针柄进针，左手位置不变，右手移除芒针上部套管后，右手持针柄，调整方向，使针身沿皮下轻捻缓进，分别刺至印堂、太阳、率谷，进针3～4寸，移除下部套管；太阳透下关，从太阳穴进针，针尖斜向稍后方，移除上部套管，左手持下部套管，右手持针柄，调整方向，使针身向下关穴方向轻捻缓进，经过颧弓直达下关，进针2～3寸，令针感缓缓下行，以上齿及颊部有酸胀感为佳，移除下部套管；双侧风池互透，自一侧风池进针，移除上部套管，左手持下部套管，右手持针柄，调整方向，使针身沿斜方肌下端刺至对侧的风池穴，进针3～4寸。太冲透涌泉，自太冲进针，针身沿踇长伸肌腱外缘斜下刺至足底涌泉穴，进针2寸左右，移除下部套管。余穴常规针刺操作，留针30分钟。

【疗程】

每日1次，10次为1个疗程。

【疗效与分析】

针灸治疗头痛疗效显著，对大部分头痛均可起到一定的治疗效果，尤其对于某些功能性的头痛病可达到治愈的目的，但同时也应注意针对原发病的治疗。

"头为诸阳之会"，手足三阳经皆在头面有所分布，足厥阴肝经上会巅顶。经脉分布的位置不同，所表现的头痛部位也不同，太阳经头痛多位于头后部，下连于项；阳明经头痛多在前额部及眉棱骨等处；少阳经头痛，多在头之两侧，并连及耳部；厥阴经头痛，在巅顶处，或连于目系。因此，头痛也可以根据不同的发病部位，参照经络循行路线取穴及"以痛为腧"取阿是穴治疗。局部加远道取穴，以疏通经络之气"通则不痛"，风热者以点刺出血"菀陈则除之"。取用之穴意在驱风，散寒，清热，除湿。

第二节 ◎ 面　瘫

面瘫是以口、眼向一侧歪斜为主要表现的病症,又称"口眼㖞斜"。

面瘫多与劳作过度,正气不足,风寒或风热乘虚而入等因素有关。本病病位在面部,与少阳、阳明经筋相关。基本病机是气血痹阻,经筋功能失调。

西医学中,本病多指周围性面神经麻痹。

【临床表现】

以口眼㖞斜为主要特点。突然出现一侧面部肌肉板滞、麻木、瘫痪,额纹消失,眼裂变大,露睛流泪,鼻唇沟变浅,口角下垂歪向健侧,病侧不能皱眉、蹙额、闭目、露齿、鼓颊;部分患者初起时有耳后疼痛,还可出现患侧舌前2/3味觉减退或消失,听觉过敏等症。病程日久,可因瘫痪肌肉出现挛缩,口角反牵向患侧,甚则出现面肌痉挛,形成"倒错"现象。

【治则】

祛风通络,疏调经筋。

【取穴】

主穴(图28):攒竹透鱼腰、阳白透鱼腰、太阳透下关、地仓透颊车。

配穴:四白、颧髎、翳风、合谷。风寒外袭配风池、风府;风热侵袭配外关、关冲;气血不足配足三里、气海。味觉减退配足三里;听觉过敏配阳陵泉;抬眉困难配攒竹;闭目不全配睛明;鼻唇沟变浅配迎香;人中沟歪斜配水沟;颏唇沟歪斜配承浆。

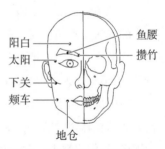

图28 攒竹透鱼腰、阳白透鱼腰、太阳透下关、地仓透颊车

【操作】

地仓穴用4寸针向颊车穴方向进针3寸左右,行捻转提插补法;四白穴用4寸针向地仓穴斜刺进针3寸左右;阳陵泉透刺向阴陵泉行泻法;风池针刺方向朝鼻尖或下颏。风寒外袭证配合局部艾灸。余穴常规操作,行平补平泻手法,留针30分钟。

【疗程】

隔日1次,10次为1疗程。

【疗效与分析】

面部诸腧穴可疏调局部经筋气血，活血通络；合谷为循经选穴（面口合谷收），与近部腧穴翳风相配，祛风通络。

针灸治疗面瘫具有良好疗效，是目前治疗本病安全有效的首选方法，宜尽早治疗。周围性面瘫的预后与面神经的损伤程度密切相关，一般而言，由无菌性炎症导致的面瘫预后较好，而由病毒导致的面瘫（如亨特氏综合征）预后较差。芒针操作时注意分期论治，急性期应避免刺激强度过大。

注意事项

本病应与中枢性面瘫相鉴别。治疗过程中应注意休息，避免风寒，必要时应戴口罩、围巾；嘱患者积极进行面肌功能锻炼。

第三节 ⊙ 三叉神经痛

三叉神经痛是指在面部三叉神经分布区内，出现短暂性的、阵发性的、反复发作的剧痛。本病多发生在 40 岁以上中老年。疼痛是本病的突出特点，表现为面部三叉神经分布区难以忍受的疼痛，呈骤发的、短暂的、阵发性的反复发作，尤以第二、第三支为多，眼支较少，多为单侧。

中医病因病机：本病多与外感风邪、情志不调、外伤等因素有关。风寒之邪侵袭面部经脉，寒性收引，凝滞筋脉；或因风热毒邪侵淫面部，经脉气血壅滞，运行不畅；外伤或情志不调，使气滞血瘀。

【临床表现】

面部疼痛突然发作，呈闪电样、刀割样、针刺样、火灼样剧烈疼痛。伴面部潮红、流泪、流涎、流涕，面部肌肉抽搐。常因说话、吞咽、刷牙、洗脸、冷刺激、情绪变化等诱发。持续数秒到数分钟，发作次数不定，间歇期无症状。

【治则】

祛风清热，平肝通络。

【取穴】

主穴：第一支以鱼腰透攒竹、第二支、三支以太阳透下关、阳白透鱼腰、地仓透颊车(图 28)。

配穴：上脘、风池、下关、合谷、列缺、曲池、太冲等。

【操作】

按照非接触式芒针的操作方法，以芒针直刺入上脘，轻捻缓慢进，避开腹中线，深度 4.0～5.0 寸，针感以缓缓下行至脐下为准。风池穴刺向对侧眼窝，捻转进针，深度 1.5～2.0 寸，两穴均以捻转泻法。刺风池穴时捻转 1 分钟，待感应沿头顶上窜至前额为佳。太阳透下关为治疗第二、第三支额穴，从太阳穴进针，针尖平斜向下稍后方，轻捻缓进，通过颧骨弓直达下关，深度 2.0～3.5 寸，感应以上齿及颊部酸度胀感为度。下颊车穴沿下颌骨内侧进针，深度 2.0 寸，感应以颌孔下齿槽处呈胀感为度。第二、三支痛势严重者，可深刺到下关穴，向卵圆孔方向直刺 2～3 寸，能立即止痛。风热盛者宜祛风清热加刺曲池；肝胃实热上冲者宜泻阳陵泉、太冲；阴虚火旺者滋阴降火，泻太冲透涌泉，补太溪穴。

【疗程】

每日 1 次，10 次为 1 个疗程。

【疗效与分析】

一般针刺后疼痛即能减轻，一个疗程后疼痛基本消失，仅小部位时而刺痛，再巩固治疗 2 个疗程后症状全消，恢复正常。深刺治疗三叉神经痛主要起疏通经脉、局部止痛的作用，通过芒针深刺直达病根，直接刺激三叉神经，达到良好止痛效果。本方以近部取穴为主，辅以远部取穴以祛寒清热。

注意事项

三叉神经痛是一种顽固性难治病症，针刺治疗有一定的止痛效果。对继发性三叉神经痛要查明原因，采取适当措施，根除原发病。

第四节 ◎ 牙　痛

牙痛是指牙齿或牙周由于各种原因而引起的疼痛，是口腔疾患中最常见的症状之一。其发生常与"火"有关，如：外感风火毒邪之风火、过食膏粱厚味之胃火、体弱过劳所致的虚火等。此三者也是牙痛的基本病机。

【临床表现】

牙齿或牙周疼痛，遇冷、热、酸、辣、甜等刺激时可加剧，可同时伴有牙龈红肿、牙龈出血、龈肉萎缩、牙齿松动、龋齿、口臭等症。十二经脉中，足阳明胃经入上齿中，手阳明大肠经入下齿中，与牙痛关系密切。

【治则】

泻火通络止痛。

【取穴】

主穴：太阳透下关（图28）。

配穴：实火痛加颊车、合谷、内庭、足三里、上巨虚；虚火痛加三阴交、太溪。

【操作】

患者仰卧位，太阳透下关，用芒针弯刺法，从太阳穴进针，移除上部套管，左手持下部套管，右手持针柄，调整方向，使针尖平斜向稍后方，向下轻缓进针，通过颧弓直达下关，进针2.0～3.5寸，移除下部套管。以上齿及颊部出现酸麻胀感为佳。颊车穴破皮后，移除上部套管，一手持下部套管，一手持针柄，调整方向，使针身沿下颌骨内侧进针，深度2.0寸，移除下部套管，以颌孔下齿槽处呈胀感为佳。合谷，针尖向上透刺，使针感上传至齿为佳，留针30分钟。

【疗程】

每日1次，7次为1个疗程。

【疗效与分析】

芒针治疗牙痛，疼痛当即能缓解，但仍应针对病因进行治疗，同时注意保持口腔卫生，避免过度的硬物咀嚼和冷、热、酸、辣、甜等刺激。

手阳明大肠经入下齿中，足阳明胃经入上齿中，若大肠、胃腑有热，可上犯牙齿导致牙痛。齿为骨之余，由肾脏的精气所化生，肾阴不足，则虚火上炎，此亦可引起牙痛。也有因食物等刺激引发龋齿疼痛，龋齿应由口腔科根治处理。

本方取太阳透下关、合谷，能清手阳明经之热；颊车为局部取穴，足阳明胃经入上齿龈，手阳明大肠经入下齿龈，上巨虚既为胃经经穴，又为大肠经下合穴，足三里为胃经合穴，故取上巨虚、足三里疏泄足阳明胃经经气，清降胃火而止痛；上巨虚又能清泄大肠火而止痛；三阴交为三阴经交会穴，太溪为肾经原穴，又是俞穴，补之可滋肾阴、清内热，因此能治虚火牙痛。

第五节 ⊙ 耳 鸣 耳 聋

耳鸣是以自觉耳内鸣响,妨碍听觉为主症的疾病,可单侧也可双侧,可如蜂鸣、如蝉嘶、如潮,持续时间长短不等;耳聋是以听力减退或听觉丧失为主症的疾病。临床上耳鸣、耳聋既可单独出现,也可同时出现或先后发生。两者在病因、治疗上大致相同,故在此合并叙述。

早在《黄帝内经》中就已提到耳鸣耳聋的病因病机及其治疗原则和方法。其病因既有外感六淫,又有情志内伤,涉及多个脏腑、多条经络。临床上主要将其可分为实证和虚证两类。

【临床表现】

实证者暴病耳聋,或耳鸣不绝,耳中觉胀,按之不减。肝胆火旺者多半有头痛,目眩,面赤,口苦咽干,烦躁易怒,大便秘结,舌红苔黄,脉弦数;痰热郁结者,多见胸闷痰多,苔黄腻,脉滑数;外感风邪者多兼有寒热,头痛,项强,鼻塞,流涕,苔薄白,脉浮等。虚证者久病耳聋,或耳鸣时作时止,遇劳则加剧,按之证减,多兼有头昏、目眩、腰酸遗精、带下、舌质红、脉细弱等。

【治则】

实证:清泻肝胆,豁痰通窍,宣散风邪。

虚证:滋阴补肾,疏导少阳。

【取穴】

主穴:翳风、太冲透涌泉。

配穴:听会、侠溪、中渚。肝胆火旺加丘墟、阳陵泉;痰热郁结加丰隆、劳宫、外关;外感风邪加外关、合谷;肾精亏虚加肾俞、关元、太溪。

【操作】

患者仰卧位,用75 mm芒针,取翳风穴,针尖朝耳尖方向45°刺入,移除上部套管,左手持下部套管,右手持针柄,透刺2.0寸,使针感在耳部产生胀感为佳,移除下部套管;听会穴,张口凹陷中取之,同上法直刺1.5～2.0寸深,移除下部套管,以小幅度捻转结合提插补泻法,使感应传至内耳道酸、麻、胀感为佳;中渚穴针刺时针尖朝劳宫方向斜刺;侠溪穴针刺时针尖朝涌泉方向斜刺,以加强刺激面;太冲透涌泉自太冲进针,针身沿踇长伸肌腱外缘斜下刺至足底涌泉穴,进针2.0寸左右,移除下部套管,余穴常规针刺操作,实则泻之,虚则补之,虚证针后可加灸。

【疗程】

每日 1 次,得气后留针 30 分钟,10 次为 1 个疗程(虚证者可隔日 1 次)。

【疗效与分析】

一般针 3～5 次后,耳鸣减轻,精神好转,病程短者针 1 个疗程后基本痊愈。病程长者需治疗多个疗程,症状消失。由于引起耳鸣耳聋的原因十分复杂,在治疗中应配合对原发病的治疗。

本病发生多因肝胆火旺,上犯于耳;或因痰热郁结或是外感风邪,壅遏清窍而为病;或因大病之后精血衰少或是纵欲无度肾精耗伤或由于素体虚弱,精气不能上奉于耳,耳失所养为病。根据经络循行规律,手太阳小肠经、手少阳三焦经及足少阳胆经循行过耳;又有肾开窍于耳,故耳鸣耳聋的治疗主要选取上述经脉穴位。

本方取翳风、听会、侠溪、中渚等穴,皆属于手、足少阳经脉,两者均绕行于耳之前、后,以经取穴,局部、远道取穴相结合以疏导少阳经气。太冲为肝经原穴,丘墟为胆经原穴,表里两经原穴相配,用泻法可清泄肝胆之火。亦是"病在上,取之下",以滋肾柔肝。丰隆、劳宫皆能泄热豁痰而通清窍。外关、合谷可疏散表邪,表邪得解则经气宣畅。肾俞、关元、太溪可调补肾经元气,使精气上输耳窍则可缓解症状。也可选用足三里、三阴交补益精血。

第六节 ⊙ 近 视

近视是指眼睛晶状体的调节功能失常,远处的物体在视网膜前方成像,对远距离的物体辨识发生困难,即以近看清楚、远视模糊为主要表现的一种疾患。《素问·病机气宜保命集·眼目论》最早记载了中医对近视的认识:"目能近视不能远视",故称为目不能远视,又名能近怯远症。《目经大成》最早使用了"近视"这一病名。

近视的病因病机主要有:过用目力,久视伤血,血伤气损,以致目中神光不能发越于远处;肝肾两虚,神光衰弱,光华不能远及而仅能视近。

【临床表现】

视近物清晰,视远物模糊,视力减退。

【治则】

通经活络明目。

【取穴】

主穴：鱼腰透攒竹。

配穴：睛明、攒竹、承泣、光明、风池、肝俞、肾俞。有内斜视者加太阳、丝竹空；有外斜视者针睛明。

【操作】

患者仰卧位，睛明、攒竹轮流选用，针刺时押手推开眼球并抵住穴旁，刺手轻刺沿着眼眶边缘进针，针尖向边缘方向刺深，进针约 1.2 寸，有眼胀感即出针；承泣穴沿下眼眶边缘刺深，针时押手将眼球向上推开；风池穴向对侧眼眶深刺；光明直刺深透；肝俞、肾俞，针尖朝脊柱方向斜透刺，进针后，移除上部套管，左手持下部套管，右手持针柄，缓慢进针，到达一定深度后，移除下部套管。补法，留针30 分钟。

【疗程】

每日 1 次，10 次为 1 个疗程。

【疗效与分析】

针灸疗法对患病时间短及近视程度浅的青少年患者效果甚佳，一般对假性近视疗效明显，治疗 3～4 次后视力即可马上提高；患病时间长、近视程度深的青少年患者，坚持长期治疗也有一定效果。目得血而能视，若久视则伤血，目失所养，则发本病。此外，禀赋不足、肝不藏血，也是本病的原因之一。

本方所取睛明、攒竹、承泣均位于眼周围，是眼疾常用穴，有明目之功，芒针深刺更提高刺激感应量，从而提高疗效；风池为手足少阳与阳维之会穴，与足少阳经络穴光明相配有通经活络，养血明目之功；肝俞、肾俞同用意在调补肝肾。诸穴共奏益气明目之效。

注意事项

治疗中也可再配合眼、肝、肾等耳穴贴敷王不留行。学龄儿童和青少年应积极进行体育活动，坚持做眼保健操，适当参加劳动，以预防近视和配合治疗。同时，患者应注意用眼卫生，用眼时间过长时，应闭目休息或向远处眺望，缓解眼部疲劳，并坚持做眼保健操等。

第七节 ⊙ 视神经萎缩

视神经萎缩是以视力减退,眼底所见视乳头呈白色或灰色为主要表现的眼底慢性疾病。本病属于中医学"青盲""视瞻昏渺"的范畴。中医学《证治准绳》记载:"目内外另无症状,但目视昏眇蒙昧不清。"系指早期的视力障碍症状。《诸病源候论》指出:"眼无翳障,而不见物,谓之青盲。"《张氏医通》指出:"青盲者,瞳神不大不小,无缺损。仔细视之与好眼一般,只是目看不见。"描述了视神经萎缩晚期失明的表现。

中医病因病机:先天禀赋不足、肝肾亏损、精血虚乏、目窍萎闭、神光不得发越于外;或目系受损、脉络瘀阻、精血不能上荣于目所致。

【临床表现】

患眼外观无异常而视力显著减退,甚至完全失明,视野改变与视力减退同步发展,视野呈向心性缩小,以红绿色视野缩小最为显著;瞳孔反应因视神经萎缩轻重不同而迟缓或消失。

【治则】

滋阴养血,通络明目。

【取穴】

主穴:风池穴。

配穴:睛明、球后、上脘、瞳子髎、鱼腰。血虚肝郁加支沟、三阴交、光明、太冲透涌泉;肝肾不足加太溪、三阴交、光明。

【操作】

按照非接触式芒针的操作方法,患眼的球后、睛明、瞳子髎、鱼腰穴针2寸,推开眼球,轻捻缓进,当患者眼底胀或流泪时立即出针;针刺患侧风池穴,向患眼方向针2~3寸,待针下有沉重感及针感向头部上行时行捻转补法,并使针感向前额方向传导,待针感传至眼时守气1分钟后出针;其他穴位直刺1.5~2寸,提插捻转,平补平泻,留针20分钟。

【疗程】

每日1次,10次为1个疗程。

【疗效与分析】

一般来说,针3次后患眼有舒适感,能流出眼泪;针10次后患侧瞳孔可明显缩小且变圆,神情稳定,睡眠好转,畏光现象好转;针 20 次后视力多可恢复,两侧瞳孔可等大等圆。

睛明穴为手足太阳、足阳明、阴阳跷之五脉交会穴,有刺一穴通多经之功;球后为经外奇穴,均位于眼周,有风、通络、明目之功,也是治眼病的经验要穴;风池是少阳经为本经取穴,向患眼深刺使感应直达眼部提高疗效;太冲透涌泉可舒肝解郁;光明、三阴交、太溪等均可滋阴养肝血,调气明目。

> **注意事项**
>
> 针灸对于视神经萎缩有一定的近期疗效,可控制病情发展,促进康复,提高视力,延缓致盲。注意生活起居,调节情志,戒恼怒,不过劳。

第八节 ◎ 慢性泪囊炎

本病俗称漏睛、眦漏。当指压大眦部时可见泪脓从泪窍溢出。平时经常流泪,内部发红,甚者近鼻隆起一核,红、肿、痛,拒按,结聚生疮成脓,经久不愈,形成瘘管即慢性泪囊炎。

中医病因病机:心经热邪蕴积日久,上攻内眦而发。慢性患者可数月或数年不愈。如心火内炽及风热毒邪外袭又可出现红肿热痛,如此反复经久不愈给患者造成很大痛苦。

【临床表现】

患者出现溢泪或溢脓症状,并有黏液或脓性分泌物自泪小点溢出。按压泪囊区有分泌物溢出;或见泪囊区隆起。

【治则】

疏风,清热,泻火,解毒。

【取穴】

主穴:睛明透阿是穴、迎香透阿是穴。

配穴:内关、足三里、三阴交、阴陵泉。

【操作】

患者仰卧位,按照非接触式芒针的操作方法,取 75 mm 芒针,斜刺睛明穴朝痛点阿是穴(泪管方向)透刺;斜刺迎香穴透刺痛点阿是穴,平补平泻;内关、阴陵泉捻转泻法;直刺足三里、三阴交,平补平泻。均留针 30 分钟,起针后配合局部中频电疗法(用两块极小的垫板,在病灶两旁并置法,治疗 20 分钟)。

【疗程】

隔日 1 次,5 次为 1 个疗程。

【疗效与分析】

一般治疗 1 个疗程后症状明显减轻.炎症消失。巩固治疗 2～3 个疗程,症状在不知不觉中完全消失,远期疗效理想。本病因心火上攻、热毒蕴积所致,故而以局部疏通解郁为主,继选内关、阴陵泉以清心解毒,健脾祛湿。取足三里为循经取穴疏通阳明胃经;三阴交活血生血养胃,增强免疫力。配合局部电疗,促进血液循环,加速改善新陈代谢,生肌祛腐,使顽疾得以康复。

注意事项

治疗过程中嘱患者饮食清淡,忌服热性之品,节房事,注意局部卫生,忌用手指反复揉压。

第九节 ◎ 慢性阻塞性肺气肿

慢性阻塞性肺气肿(COPD,简称慢阻肺)常继发于慢性支气管炎、支气管哮喘、支气管扩张、肺结核、慢性肺化脓症、矽肺、异物吸入、胸部畸形等,指肺脏终末支气管远端部分膨胀及过度充气,导致肺组织弹性减退和容积增大,以持续气流受限为特征的一类病证。属中医学"肺胀"范畴。

本病多因久病肺虚,痰瘀潴留,复感外邪,使本病发作或加剧。其病理因素包括痰浊、水饮、瘀血、气滞、气虚,它们互为影响,可同时并见。其病理性质多属标实本虚。标实为痰浊、水饮、瘀血和气滞,痰有寒化与热化之分;本虚为气虚,主要涉及肺、脾、肾三脏,晚期则可出现气虚及阳或阴阳两虚。其基本病机是肺之体用俱损,呼吸功能错乱,气壅于胸,滞留于肺,痰瘀阻结肺管气道,导致肺体胀满,张缩无力,而成肺胀。

【临床表现】

临床以胀、喘、咳、痰为主要症候特征,即胸中胀闷如塞、喘息气促、咳嗽、咯痰。本病有慢性支气管炎、支气管哮喘等呼吸道疾病病史,起病缓慢,慢性咳嗽常为最早出现的症状,发病早期除咳嗽、咯痰外,仅可有疲劳或活动后有心悸气短的表现,随着病程的进展,肺气壅塞的症状逐渐加重,则出现自觉憋闷如塞,心悸气急加重或颜面爪甲发绀,叩之则"嘭嘭"作响;进一步发展可出现下肢水肿甚至有腹水。病变后期,喘咳上气进一步加重,倚息不能平卧,白黏痰增多或咯黄绿色脓痰,发绀明显,甚者可出现烦躁不安、神志模糊,或嗜睡谵语等。舌质多为暗紫、紫绛,舌下脉络瘀暗增粗。兼外邪或调治不当,其变证坏病可见昏迷、抽搐以至喘脱等。

【治则】

扶正祛邪。

【取穴】

主穴:天突、合谷透后溪。

配穴:列缺、肺俞、大椎、中脘、气海。

【操作】

患者仰卧位,天突用弯刺法,垂直刺入 3 分,移除上部套管,左手持下部套管,右手持针柄,调整方向,使针尖转向下,沿胸骨柄后缘下行,深刺 3.0 寸透向膻中,移除下部套管,使胸前有胀感或局部压紧感时出针,不需留针,注意针刺方向,不可偏歪;合谷透后溪从合谷进针,移除上部套管,左手持下部套管,右手持针柄,调整方向,使针身沿手掌刺向尺侧,刺至后溪穴,进针 2.0~3.0 寸,移除下部套管;余穴常规针刺操作,实证用泻法,虚证用补法,除天突外,得气后留针 30分钟。

【疗程】

每日或隔日 1 次。

【疗效与分析】

手太阴肺经"是动则病,肺胀满,膨膨而喘咳,缺盆中痛,甚则交两手而瞀,此为臂厥。是主肺所生病者,咳,上气,喘喝,烦心,胸满,臑臂内前廉痛厥,掌中热。气盛有余,则肩背痛,风寒汗出中风,小便数而欠。气虚,则肩背痛、寒,少气不足以息,溺色变"(《黄帝内经·灵枢·经脉第十》)。肺胀是多种慢性肺系疾病反复发作、迁延不愈,后期转归而成,故有长期的咳嗽、咯痰、气喘等症状,胸肺胀满的过程是逐渐形成的。

本病为慢性疾患,治疗时本着"急则治其标,缓则治其本"的原则,急性期以控制症状为主,降逆平喘、通气化痰;缓解期以预防扶正为主,兼用补气平喘、宣肺化痰。

第十节 ◎ 胆 绞 痛

　　胆绞痛以右上腹胆区绞榨样疼痛阵发性加剧或痛无休止为主要特征的疾病,是一种常见的急腹症。胆囊炎、胆管炎、胆石症、胆道蛔虫等多种胆道疾患均可引起胆绞痛。

　　胆绞痛属中医学"胁痛病"范畴,其发生常与情志不畅、恣食甘肥、结石、蛔虫等因素有关。基本病机是胆腑气机不畅。

【临床表现】

　　中上腹或右上腹疼痛,开始时呈持续性钝痛,以后逐渐加重至难以承受的剧烈绞痛,疼痛常放射至右肩背部,可伴有大汗淋漓、面色苍白、恶心、呕吐等。急性胆囊炎者常伴有发热恶寒症状。

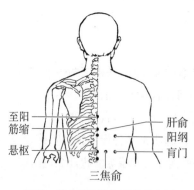

图 29　肝俞透三焦俞、阳纲透肓门

至阳
筋缩
悬枢
三焦俞
肝俞
阳纲
肓门

【治则】

疏肝利胆止痛。

【取穴】

主穴:肝俞透三焦俞,阳纲透肓门(图 29)。

配穴:胆囊穴、阳陵泉、太冲。

【操作】

患者俯卧位,肝俞透三焦俞,自肝俞平刺进针,移除上部套管,左手持下部套管,右手持针柄调整方向,缓缓捻送针体至针尖抵达三焦俞,移除下部套管,按顺时针方向单向捻转,充分得气。同法从阳纲透盲门。若腹痛气胀,攻撑尤甚者,另取 3.0 寸针,同上法在三焦俞以 75° 角,针尖向内侧斜刺 2.0～2.5 寸后移除下部套管,行针至得气。行泻法,每隔 10 分钟行针 1 次,使针感向腹部扩散,留针 30～60 分钟。配合常规针刺胆囊穴、阳陵泉、太冲,泻法,留针 30 分钟。

【疗程】

多数 1 次即刻止痛。

【疗效与分析】

芒针对上述两组穴位的有效刺激量达到足够强度时,可有明显的感传,数十分钟后便可出现腹内松动,随之疼痛逐渐缓解甚至消失。胆绞痛主要由肝胆经气郁滞或湿热浸淫气引起,芒针能一针透刺多个背俞穴,在有效刺激量达到一定程度时,就能够达到气至病所的目的,直接调节脏腑,缓解局部阻滞,起到行滞止痛、通调脏腑气机的作用。这种以面带点的治病方法,是芒针治病的特色之一。

注意事项

芒针透刺背俞穴时,要把握好进针的深度,捻转针柄时,押手应可触及针体转动。芒针治疗胆绞痛有止痛的效果,但注意不可盲目追求针灸治疗。对于急重症患者仍应采取相应的其他治疗措施;并针对病因进行治疗。如出现黄疸和并发胆道感染或胆总管被胆石阻塞,会出现棕黄色小便,随梗阻的程度加重有所增加,或出现急性胆囊炎的症状,宜加用秩边穴,使感应放散至尿道及少腹。急性期服用中药和针刺,腹痛多可减轻或缓解。必要时可配合西药或手术治疗。

第三章

经 筋 病

第一节 ◎ 颈 椎 病

颈椎病是指颈椎间盘退行性变及其所致脊髓、神经、血管损害而表现的相应症状和体征。由于椎间盘退变而使椎间隙狭窄，关节囊、韧带松弛，脊柱活动时稳定性下降，引起椎体、关节突关节、钩关节、前后纵韧带、黄韧带及项韧带等变性、增生、钙化，最后发生脊髓、神经、血管受到刺激或压迫的表现。

中医病因病机：本病因年老体衰、肝肾不足、筋骨失养；或久坐耗气、劳损筋肉；或感受外邪、客于经脉，或扭挫损伤，气血瘀滞，经脉痹阻不通所致。

【临床表现】

1. 神经根型颈椎病：表现为肩颈痛，并可向上肢反射，严重者可出现皮肤及手指麻木。

2. 脊髓型颈椎病：临床以四肢乏力、行走、持物不稳为最先出现的症状，严重者可发生自下而上的上运动神经元性瘫痪。

3. 交感神经型颈椎病：表现为交感神经症状，如头痛、偏头痛、头晕、恶心、视物模糊、头昏等。

4. 椎动脉型颈椎病：表现为眩晕、头痛、视觉障碍、猝倒等。

【治则】

通经活络，行气活血。

【取穴】

主穴：透刺颈夹脊穴、风池透风池、后溪透劳宫、合谷透后溪。

配穴：百会、巨骨、列缺、内关、手三里。

【操作】

患者伏坐位，按照非接触式芒针的操作方法，取 75 mm 芒针，平透颈椎患病之夹脊穴，如椎动脉型及交感神经型颈椎病则从颈 2 开始半透刺向颈 6 夹脊穴，也可取接龙式的透刺。而神经根型颈椎病即从颈 4 处进针平透向颈 7 夹脊穴。椎动脉型或交感神经型颈椎病取右风池透左风池或深刺风池透向对侧眼部方向，刺后溪透劳宫。头痛头晕者加刺百会，向后脑斜透；恶心呕吐针内关、列缺。若神经根型颈椎病，针巨骨向外斜透。肱二头肌或臂痛者针肩髃透极泉、肩髎透极泉、手三里深刺、合谷透后溪。严重的脊髓型颈椎病不在芒针治疗范围之内，但脊髓神经轻微受压产生步态不稳、站立不稳等轻度小脑共济失调患者，可参考椎动脉型及交感神经型颈椎病的方法治疗。混合型颈椎病可参考上述方法酌情取穴。针刺后留针并配合颈部音频电疗 30 分钟，效果更佳。

【疗程】

每日或隔日 1 次，10 次为 1 个疗程。

【疗效与分析】

颈椎病也属中医学痹证范畴。亦由于督脉受阻、髓血失养之故。需疏通经脉，养筋活血。脉络疏通，"通则不痛"。本方主取平透颈夹脊穴是根据颈椎生理解剖及病理变化而取的。局部取穴，再配合循经远端取穴相结合，达到消炎消肿，使受压水肿的神经、血管得以松解，恢复正常。夹脊穴为经外奇穴，夹督脉伴太阳而行，每穴都伴有相应的脊神经后支、动脉、静脉丛分布。配合百会、后溪、风池、大椎均通督养髓，使督脉及太阳经气畅通，阴阳调和。故而对治疗颈椎病有独特疗效。

针刺后配合电疗可加强局部血液循环，促使炎症水肿吸收，起到协同作用。针刺配合牵引也很重要。经过颈部正确的牵引可以拉宽椎间隙，使扭曲的血管变直，使压迫神经的骨刺和脱出的椎间盘得以分离，只有不受压，炎症水肿才能自然痊愈。通过物理刺激有些轻度脱出的椎间盘可以随着组织的恢复正常而得以回纳，颈椎病症状也自然而然地解除。芒针针刺、中频电疗、牵引三管齐下协调治疗，对颈椎病效果非常理想。

注意事项

颈椎病的治疗只能是改善症状，消除症状，椎体的变形及退变是无法改变的。严重者还需手术根治。所以必须在日常工作、学习、生活中注意保健，勿使颈椎过度疲劳或用不正确的姿势工作、看电视等。

第二节 ◎ 落 枕

落枕又名"失枕",是常见的颈部软组织损伤之一,本病多见于青壮年,冬春季发病率较高。以晨起时出现急性颈部肌肉痉挛、强直、酸胀、疼痛以致活动不利为主要症状的颈部软组织损伤病症。落枕为单纯的肌肉痉挛,成年人若经常发作,常系颈椎病的前驱症状。

中医认为,本病的发生多由素体亏虚,气血不足,循行不畅,舒缩活动失调,或夜寐肩部外露,颈肩受风寒侵袭,致使气血凝滞,肌筋不舒,经络痹阻,不通则痛,故而拘急疼痛。

【临床表现】

晨起后即感一侧颈部肌群疼痛、僵滞,头常歪向患侧,不能自由旋转,转头视物时往往连同身体转动。颈项相对固定在某一体位,某些患者用一手扶持颈项部,以减少颈部活动,缓解症状。

颈部疼痛,动则痛甚。疼痛可向肩部、项背部放射,严重时甚至向后头部及上肢扩散,但和根性痛不同,并不沿着周围神经干的走向传导。

颈部活动受限,常受限于某个方向上,如左右旋转、左右侧弯、前屈与后伸等活动。主动、被动活动均受牵掣,动则疼痛加重。

【治则】

舒筋散寒,调气活血。

【取穴】

主穴:合谷透后溪、肩背穴(奇穴,位于侧颈部,锁骨上窝中央上约2寸,斜方肌上缘中部)(图30)。

配穴:阿是穴、落枕穴。

【操作】

肩背穴,患者取俯卧位,医者左手持芒针套管接头部位将针尖对准施针穴位处,右手取出针柄尾部固定插片,轻拍针柄进针。左手位置不变,右手移除芒针上部套管后,右手持针柄按所需进针方向,斜向后下刺入,缓缓按压推进,并可捻转,左手移除下部套管,继续进

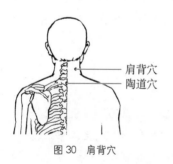

肩背穴
陶道穴

图30 肩背穴

针,透过斜方肌,直达陶道穴或身柱穴,进针深度为3.0～4.0寸,直达相当于第二、三胸椎横突部,使局部产生酸胀感,一侧颈部及上肢均可出现麻木胀痛感,有时可有麻电感向上肢及背部放射。留针10～20分钟,针刺时宜向后平刺,不宜向下刺,以免刺伤肺尖,引起气胸。合谷透后溪自合谷进针,针身沿手掌刺向尺侧,刺至掌指横纹尺头赤白肉际之后溪穴,进针2.0～3.0寸。余穴毫针常规针刺操作。

【疗程】

急性落枕患者一般治疗1～2次即愈。慢性患者需针3～5次。

【疗效与分析】

急性落枕经上述方法治疗后多数患者当即症状缓解,一般1次后即愈。慢性或严重则治疗几次也痊愈。

中医认为,落枕多为局部气血不通,从而不通则痛。阿是穴局部针刺,能疏通局部气血,从而通则不痛。肩背穴、落枕穴为治疗颈肩痛的经外奇穴,可活血通络。合谷为手阳明经原穴,有镇痛作用,手阳明经过颈肩部,后溪为手太阳经腧穴,输治体重节痛,且手太阳经过肩背部,又为八脉交会穴,通督脉,合谷透后溪,一针两穴,可疏通背部气血。

注意事项

注意保持正确的睡眠姿势;枕头高低适中,枕于颈项部;避免风寒等外邪的侵袭。患者反复出现落枕时,除高枕等诱发因素外,应考虑颈椎病。

第三节 ◉ 急性腰扭伤

急性腰扭伤是指腰骶、骶髂及腰背两侧的肌肉、筋膜、韧带、关节囊及滑膜等软组织的急性损伤,从而引起腰部疼痛及活动功能障碍的一种病症,俗称"闪腰""岔气",是临床上最常见的一种腰痛,多发于青壮年体力劳动者、体育运动者、长期从事弯腰工作者、长时间保持坐姿等某一特殊体位而突然改变者以及缺乏锻炼的肥胖者。

中医认为本病多因猝然感受暴力,或腰部的活动姿势不正确、用力不当、用力过度,或搬运抬扛重物时配合不协调,或跌仆闪挫时强烈的牵拉、扭转等所致。本病属于中医学"伤筋""腰痛""骨错缝"范畴。

【临床表现】

部分患者虽无明显的外伤史,但有突然改变体位或搬抬重物等病史,临床上以持续性、局限性腰痛、腰部活动受限为主要症状。腰部出现部位局限的持续性疼痛(一般较剧烈),患者多能准确指出疼痛部位。部分患者在当时并没有明显症状,而次日起床时腰痛加重伴有活动受限。损伤严重者完全不能活动,甚至不能翻身、起床,说话、深呼吸、咳嗽时腰痛剧烈难忍;一般无下肢疼痛或麻木表现。

【治则】

舒筋活血,消肿止痛。

【取穴】

主穴:后溪透劳宫。

配穴:腰痛穴、水沟、委中、肾俞。

【操作】

尚能活动者先针健侧腰痛穴,针尖偏向上;后溪透劳宫,医者左手持芒针套管接头部位将针尖对准后溪穴进针,右手取出针柄尾部固定插片,轻拍针柄进针。左手位置不变,右手移除芒针上部套管后,右手持针柄斜向掌心刺至劳宫穴,捻转进针。左手移除下部套管,继续进针2.0寸,局部酸胀感,得气后嘱患者活动腰部,前后左右幅度慢慢加大,运动10分钟后出针;若效果不理想加针肾俞、委中,并配合拔罐。

病情严重不能动弹者刺水沟,针尖向鼻中隔透刺至欲流眼泪止,再针后溪透劳宫,留针20分钟,然后针肾俞及委中。

【疗程】

每日1～2次。

【疗效与分析】

有的患者经一次治疗后疼痛明显减轻,活动好转,一般3～5次可愈。

中医学认为"痛则不通,通则不痛"。扭伤造成肌肉纤维损伤,出血而使血瘀。气滞血瘀即经脉不通使腰痛,因纤维拉伤局部疼痛即活动受限,两侧腰肌扭伤属足太阳膀胱经病,脊柱及脊柱旁韧带拉伤即督脉损伤,故而循经取穴,取水沟、后溪、委中等。水沟、后溪通督脉振阳,委中是古人经验穴即"腰背委中求",手针"腰痛穴"即经验穴,以上取穴通经活络,气行则血行,及时治疗效果更佳。

注意事项

　　发病急性期宜腰围固定制动，或卧硬板床休息，缓解肌肉痉挛，防止继续损伤；同时注意局部保暖，以减轻病痛。腰痛缓解后，宜在医师指导下做适量的腰部后伸锻炼，腰肌薄弱者宜加强腰肌的各种功能锻炼。

第四节 ⊙ 第三腰椎横突综合征

　　第三腰椎横突综合征是指腰三横突及周围软组织的急、慢性损伤及感受风寒湿邪，致腰三横突处发生无菌性炎症、粘连、变性及增厚等，刺激腰脊神经而引起腰臀部疼痛的症候群，又称为腰三横突周围炎或腰三横突滑囊炎。本病多发生在青壮年体力劳动者，体型瘦高者易发，多有外伤史。

　　第三腰椎位于腰椎前凸的中间位置，为五个腰椎的活动中心，是腰椎前屈、后伸及左右旋转活动的枢纽，第三腰椎横突较其他腰椎横突长，所以此处承受拉应力最大。若腰部长时间出于前屈或侧屈位，或在腰部前屈或侧屈过程中遭受暴力，第三腰椎横突末端受到挫伤，使附着其上的肌肉、筋膜被撕裂。局部组织损伤后，产生无菌性炎症，导致组织变性、粘连、增厚，刺激或压迫局部血管及脊神经后支的外侧支，并可引起臀上皮神经疼痛。局部受寒后，肌肉紧张痉挛，也可促使本病的发生。

　　【临床表现】

　　腰部多有负重或不同程度外伤史。腰部一侧疼痛，向健侧侧屈或旋转时，腰痛加重。腰部前屈和向健侧侧屈受限。少数患者疼痛有时向臀部、同侧内收肌和大腿前侧放射，但不超过膝盖。

　　【治则】

　　舒筋活血，通络止痛。

　　【取穴】

　　主穴：阿是穴（第三腰椎横突尖）、环跳（图31）。

　　配穴：殷门、承山。

　　【操作】

　　患者俯卧位，医者左手持芒针套管接头部位将针尖对准第三腰椎横突尖，右

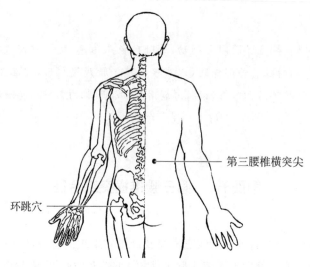

图 31　第三腰椎横突尖、环跳穴

手取出针柄尾部固定插片,轻拍针柄进针。左手位置不变,右手移除芒针上部套管后,右手持针柄使针尖朝向第三腰椎横突尖方向刺入,捻转进针,进针到一定深度后,左手移除下部套管,继续进针,直至芒针尖抵触横突尖,随即轻轻弹拨数下,意使粘连组织剥离。如疼痛放射下肢则深刺环跳、殷门、承山等。

【疗程】

隔日 1 次,10 次为 1 疗程。

【疗效与分析】

急性期一般治疗 4～5 次皆痊愈,效果显著。慢性患者则一般需 1～2 个疗程。

根据腰三横突的解剖特点,治疗应及时,勿使其产生血肿而粘连,造成慢性反复疼痛,故而针刺时务必深刺至横突尖,达到消肿、消炎、疏通经络的目的。配合火罐、电针促进血瘀循环,加速炎症、水肿吸收,横突损伤严重患者由于水肿瘀血压迫神经,使疼痛放射到下肢,故而循经取穴,取环跳、殷门、承山等。

第五节 ◎ 腰背肌筋膜炎

腰背肌筋膜炎是腰背部肌肉、筋膜韧带等软组织充血水肿、渗出及纤维性改变引起的一系列临床症状,多由于感受风寒湿或扭挫伤以及不良姿势和抵抗力下降所致。

中医学认为平素体虚,肾气亏虚,劳累过度,或外感风、寒、湿邪,可妨碍局部气血运行,促使和加速腰背肌肉、筋膜和韧带紧张痉挛而变性,从而引起慢性腰背痛。中医属"痹证"范畴,是临床常见慢性腰痛之一。

【临床表现】

腰背局部酸痛不适,有胀麻感,腰部无力,痛处可触及条索状结节物,拨之有弹响感,且反复难愈,有时可伴有臀部及下肢痛,久坐久站或劳累疼痛加重,在脊柱两侧、肩胛骨区、骶髂关节附近有明显压痛点,并伴有肌肉紧张。疼痛特点是:晨起痛,日间轻,傍晚复重,长时间不活动或活动过度均可诱发疼痛,病程长,且因劳累及气候变化而发作。

【治则】

舒筋通络,解痉止痛。

【取穴】

主穴:阿是穴。

配穴:委中、腰背部督脉及膀胱经穴位。

【操作】

阿是穴以芒针直刺,主要针对条索、结节等,委中施以泻法,以触电感应麻窜至足跟为佳。留针20分钟,可加灸。腰背部督脉及膀胱经穴位,患者取俯卧位,医者左手持芒针套管接头部位,将针尖分别对准第一腰椎棘突下及左右旁开1.5寸和3寸处,使针尖朝向垂直于臀横纹方向,右手取出针柄尾部固定插片,轻拍针柄进针。左手位置不变,右手移除芒针上部套管后,右手持针柄,将针放平,贴近皮肤表面,进针到一定深度后,左手移除下部套管,继续进针,沿皮下进针5寸,针身留于皮下组织浅层,稍行捻转,使患者有酸、麻、胀痛感即可。

【疗程】

隔日1次,10次为1疗程。

【疗效与分析】

芒针治疗本病有一定疗效,配合推拿等疗法效果更佳。患者同时应加强腰背肌肉锻炼。

中医认为,背部肌肉在受寒、扭伤、闪挫会急慢性劳损时,局部气滞血瘀、脉络痹阻,不通则痛;或因风寒湿邪侵袭肌肤之间,经气运行不畅,凝滞不通,致使肌肉痉挛粘连。督脉在背部位于人体正中,诸阳经均交汇于督脉,有"阳脉之海"

之称,有总督诸阳的作用。背部膀胱经从骶棘肌中经过,可调理经脉气血,膀胱经主筋所生病,对背部肌肉病变起着重要作用。用芒针在背部针之,直接疏通背部经脉,气血顺利通畅。"腰背委中求",委中穴是治疗腰背部疼痛的传统常用穴。

第六节 ⊙ 坐骨神经痛

坐骨神经痛是指沿着坐骨神经走行分布区域(腰、臀、大腿后侧、小腿后外侧及足外侧)以放射性疼痛为主症的病证。通常分为根性坐骨神经痛和干性坐骨神经痛两种,临床上以前者多见。坐骨神经痛多见于腰椎间盘突出症、感染性疾病、脊柱肿瘤、骨盆病变、腰骶软组织劳损及部分内科疾病中。

坐骨神经痛属中医学"痹证""腰腿痛"等范畴,其病因与感受外邪、跌仆闪挫有关;病位主要在足太阳、足少阳经。病机是经络不通,气血瘀滞。

【临床表现】

腰或臀、大腿后侧、小腿后外侧及足外侧的放射样、电击样、烧灼样疼痛。起病急骤,痛势剧烈,痛处固定,拒按者为实证;起病缓慢,痛势隐隐,喜揉按,伴腰膝酸软,倦怠乏力,脉沉细者为虚证。

【治则】

通经止痛。

【取穴】

主穴:阿是穴、秩边、环跳。

配穴:足太阳经型,配腰夹脊、委中、承山、昆仑;足少阳经型,配腰夹脊、阳陵泉、悬钟、丘墟。寒湿证配命门、腰阳关;瘀血证配血海、三阴交;气血不足证配足三里、三阴交。

【操作】

取秩边与环跳时采用俯卧位或侧卧位,进针3～4寸,进针后施以提插捻转泻法,以出现触电感放射至脚趾为佳;阳陵泉透刺向阴陵泉行泻法;丘墟穴透刺向照海穴。余穴常规操作,行平补平泻手法,留针30分钟。寒湿证配合艾灸命门、腰阳关穴。

【疗程】

隔日1次,10次为1疗程。

【疗效与分析】

《素问·痹论篇》言："风寒湿邪杂至,合而为痹也。"即本病因人体正气不足,外邪入侵,气血阻滞而致。因此,治疗坐骨神经痛从风寒湿、气滞血瘀着手是取得疗效的关键。

腰部夹脊穴是治疗腰腿部疾病的常用穴,能够达到疏通局部气血的作用;坐骨神经痛经络辨证多属于足太阳、足少阳循行部位,取足太阳、足少阳经的诸穴能够疏调痹阻不通之气血,达到"通则不痛"的目的。

注意事项

坐骨神经痛首先应明确病因,如因肿瘤、结核等引起者,应积极治疗原发病。

第七节 ◎ 梨状肌综合征

梨状肌综合征是指由于各种外力损伤梨状肌而压迫坐骨神经所引起的以单侧臀部或腿部疼痛为主的症状,多因下蹲、跨越、扭转等突然体位变化及负重行走,使梨状肌过牵而造成损伤。

中医认为本病多因肝肾不足,气血亏虚,风寒湿邪侵袭人体,流注经络,经络痹阻,气血运行不畅而发病,其证候多表现为气滞血瘀、风寒湿阻、湿热蕴蒸和肝肾亏虚。

【临床表现】

有外伤或受凉史。以中老年为多。臀部疼痛和下肢沿坐骨神经分布有放射性疼痛,可因劳累或受冻加重。严重者,臀部呈刀割样、跳动样剧痛,夜不能眠,自觉患肢变短,走路跛行。

【治则】

舒筋活血,消炎镇痛。

【取穴】

主穴:阿是穴、环跳、秩边。

配穴:委中、承山、昆仑。

【操作】

患者取俯卧位,找准阳性反应点(即压痛点,有的可触及条索状结节)即阿是穴,医者左手持芒针套管接头部位,将针尖对准阿是穴处,右手取出针柄尾部固定插片,轻拍针柄进针。左手位置不变,右手移除芒针上部套管后,右手持针柄成15°~25°角,使针体与肌纤维方向一致,捻转进针。进针到一定深度后,左手移除下部套管,继续缓慢推进,使针尖到达所确定的阳性点(压痛点),然后根据病情及局部损伤程度提插3~5次,要求手法轻柔,提插频率慢,并做小幅度捻转,待局部阳性反应点处肌力及紧张度松懈时,将针体退出。环跳直刺5.0~6.0寸,使针感放射至足背或足趾,秩边直刺4.0~5.0寸,令针感放射至下肢。余穴常规针刺操作,均强刺激,并用泻法。

【疗程】

每日1次,5次为1疗程。

【疗效与分析】

芒针治疗本病有一定疗效。

梨状肌损伤系因闪、扭、跨越、挫伤所致经脉痹阻、郁结不散的痛证,其本质仍为气血、经气不通之证。在临床上,压痛点即是损伤的梨状肌,也是治疗的关键部位。即《灵枢·经筋篇》所言"以痛为腧",只有通过对压痛点的治疗,消除肌紧张的病理基础,才能为恢复肢体的功能创造良好条件。

注意事项

急性期患者应注意卧床休息,局部注意保暖。

第八节 ⊙ 肱骨外上髁炎

肱骨外上髁炎是因急慢性损伤而致的肱骨外上髁周围软组织的无菌性炎症,以肱骨外上髁局限性疼痛,并以臂腕旋前功能受限为主要临床表现的劳损性疾病。又称肱骨外上髁综合征、肱桡关节外侧滑囊炎、肱骨外上髁骨膜炎、网球肘等。

中医认为,本病多因肘部外伤或劳损或外感风寒湿邪使局部气血凝滞,或气血虚弱,血不荣筋,肌肉失却温煦,筋骨失于濡养,加上前臂伸肌联合总腱在肱骨外上髁处长期反复牵拉刺激,瘀血留滞,气血运行不畅,络脉瘀阻而致。本病属中医学"伤筋"范畴。

【临床表现】

以肘后外侧酸痛为主要症状。多起病缓慢,其疼痛在旋转背伸、提拉、端、推等动作时更为剧烈,如拧衣、扫地、端茶壶、倒水等。同时沿伸腕肌向下放射。因急性损伤而发病者较为少见。

轻者,轻微症状时隐时现,有的经数月或数日自然痊愈。重者,可反复发作,疼痛为持续性,前臂旋转及握物无力,局部可微肿胀。

【治则】

舒筋活血,通络止痛。

【取穴】

主穴:肘髎透阿是穴、手三里透阿是穴(图32)。

配穴:阿是穴。

【操作】

阿是穴三针齐刺,但务必使针尖刺达肱骨外上髁肌腱附着点并垂直于肌腱,并来回弹拨几下,肘髎透阿是穴及手三里透阿是穴时,左手持芒针套

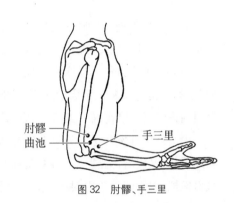

图32 肘髎、手三里

管接头部位分别将针尖对准肘髎穴及手三里穴处,右手取出针柄尾部固定插片,轻拍针柄进针。左手位置不变,右手移除芒针上部套管后,右手持针柄朝向阿是穴方向,捻转进针。进针到一定深度后,左手移除下部套管,继续进针,务必使针尖直达痛点,以有抵触感为佳,留针30分钟。

【疗程】

隔日1次,10次为1疗程。

【疗效与分析】

芒针治疗本病尤其在急性期有极好的止痛作用。

《灵枢·官针》曰:"齐刺者,直入一,傍入二,以治寒气小深者,或曰三刺,治痹气小深者也。"根据以痛为腧的理论,取阿是穴及循经透穴扩大刺激面,达到行气活血、舒筋通络的功用。

治疗期间尽量减少肘部活动,勿提重物。运动后对相应部位进行推拿按摩,保证手臂肌肉与收缩的协调性,可减少本病的产生。治疗期间注意局部保暖,尽量避免风寒湿邪的侵袭。

第九节 ◎ 肩关节周围炎

肩关节周围炎又称肩周炎,为肩关节及其周围的肌腱、韧带、腱鞘、滑囊等软组织的急、慢性损伤,或退行性变,致局部产生无菌性炎症,以肩关节疼痛和活动功能障碍为主要特征的临床常见疾病。本病多见于 50 岁左右患者,故有"五十肩"之称。起因多为肩部受凉、过度劳累、慢性劳损,或习惯性偏侧卧所致。本病属祖国医学"痹证"范畴。又有"漏肩风""肩痹""肩凝症"等名称。

中医认为其发病主要为年老体衰,肝肾不足,气血虚损,筋骨失于濡养,加之长期劳累,又因肩部露卧受凉,寒凝筋脉而致。日久则筋脉粘连,不能活动。故气血虚损、血不荣筋为内因,风寒湿邪侵袭为外因。

【临床表现】

本病早期以剧烈疼痛为主,功能活动尚可;后期则以肩部功能障碍为主,疼痛反而减轻。初病时单侧或双侧肩部酸痛,并可向颈部和整个上肢放射,日轻夜重,患肢畏风寒,手指麻胀。肩关节呈不同程度僵直,手臂上举、外旋、后伸等动作均受限制。病情迁延日久,常可因寒湿凝滞、气血痹阻导致肩部肌肉萎缩而疼痛反而减轻。

肩周炎的起病多隐匿,少数可有肩部的外伤或上肢的外伤。以肩部疼痛、运动功能障碍为主,久可出现失用性肌萎缩。可分为初、中、后三期。

初期:患者仅感肩部酸痛或轻度的僵硬感。运动功能良好,遇热舒服,遇寒加重,常因气候变化与劳累而诱发。

中期:症状加重,不仅肩部疼痛,而且颈部、上肢与可出现疼痛,关节活动不灵活,特别是早晨起来时感僵硬。疼痛日轻夜重,甚至夜不能寐。

后期:肩部因广泛粘连,关节功能严重障碍,尤以外展、外旋动作为甚,疼痛随之减轻。久则出现肩臂肌肉萎缩,以三角肌为明显。

【治则】

舒筋止痛,祛风散寒。

【取穴】

主穴:肩前穴透肩贞、条口透承山(图 33)。

配穴:曲池、天宗。

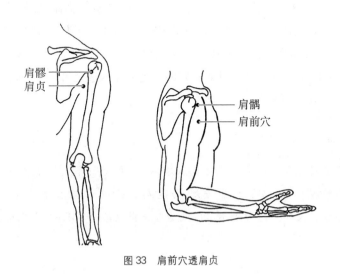

肩髎
肩贞

肩髃
肩前穴

图 33　肩前穴透肩贞

【操作】

　　患者取坐位,医者定位肩前穴后,用右手双指押手法固定穴位,左手持芒针套管接头部位将针尖对准肩前穴处,右手取出针柄尾部固定插片,轻拍针柄进针。左手位置不变,右手移除芒针上部套管后,右手持针柄先垂直刺入 0.5～1.0 寸深,待病人产生酸重感后,稍停 3 息,左手移除下部套管,继续进针,用重刺激手法向肩贞穴方向垂直刺入 3.0～4.0 寸深,以针尖几将达到肩贞穴为止。进针深度应依据患者体型胖瘦及体质强弱而定,刺激的轻重强度也要根据患者的耐受程度作调整,但必须使酸胀感达到手指后出针。用泻法,不留针。条口透承山时,左手持芒针套管接头部位将针尖对准条口穴,右手取出针柄尾部固定插片,轻拍针柄进针。左手位置不变,右手移除芒针上部套管后,右手持针柄朝向承山穴方向,捻转进针。进针到一定深度后,左手移除下部套管,继续进针,共进针 1.5～2.0 寸,边捻针边嘱患者活动患肢,尽量向受限方向拉开,泻法行针 5 分钟后起针。臂痛者加针曲池泻法不留针。肩背痛者针天宗,得气后即出针。

【疗程】

隔日1次,10次为1疗程。

【疗效与分析】

有的患者经一次治疗后疼痛明显减轻,活动好转,一般经1～2个疗程后可愈。

肩髃穴是手阳明与阳跷脉之交会穴,手阳明为多气多血之经,若其气血充沛,经络疏通,则痹痛可止。条口穴为足阳明经穴,主治肩臂痛,承山穴为治疗肩周炎的效穴,"足太阳之筋……其别者,结于腨外……其支者从腋后外廉结于肩髃",故上病下取,效果显著。针刺一穴而从皮下深入透至另一穴,既能免伤皮卫之气,又能达到针刺两穴的治疗效果。

注意事项

患者若配合主动肩关节功能锻炼,效果更加显著。少数患者可呈现一定自愈现象,但时间长,痛苦大,功能恢复不全,积极治疗可缩短病程,加速痊愈。大部分患者若不治疗或治疗失当或治疗不及时,则病情加剧。

第十节 ◎ 踝关节内翻扭伤

踝关节内翻扭伤是指踝关节在跖屈位时,足踝强力内翻,而使外踝三组副韧带相应损伤。多见于行走或跑步时突然在不平的地面上,或下楼梯、走坡路不慎失足,或骑单车、踢球等运动中不慎跌倒,使足过度内翻所致。

中医认为由于寒湿淫筋、风邪袭肌、痹阻经络,或局部筋脉拘急、慢性损伤、气血瘀滞经络,而发生本病。

【临床表现】

有急性踝关节内翻扭伤史。踝部明显疼痛,步行困难,伤足不能着地,踝内翻时则伤处疼痛加剧。踝关节活动障碍,以屈伸和内翻活动为甚。外踝部明显肿胀,局部皮下淤血。

【治则】

舒筋通络,活血散瘀。

【取穴】

主穴：昆仑透太溪、丘墟透照海（图34）。

配穴：绝骨、解溪、商丘。

【操作】

患者仰卧位。深刺绝骨，针尖稍向下，用捻转泻法。昆仑透太溪，自昆仑进针，经跟腱前刺至内侧太溪穴，进针1.0寸，捻转泻法；丘墟透照海，医者左手持芒针套管接头部位将针尖对准丘墟穴，右手取出针柄尾部固定插片，轻拍针柄进针。左手位置不变，右手移除芒针上部套管后，右手持针柄朝向对侧照海穴，捻转进针。进针到一定深度后，左手移除下部套管，继续进针，共进针2.0～3.0寸，捻转泻法。余穴常规针刺操作，泻法，留针30分钟。

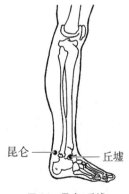

昆仑　　　丘墟

图34　昆仑、丘墟

【疗程】

首日可1～2次，之后每日1次，10次为1个疗程。

【疗效与分析】

一般治疗1次后可明显消肿，疼痛减轻，效果佳者当即可行走自如。急性期一般治疗3～4次即可痊愈。本方法对慢性扭伤或骨折后遗症效果也满意。

绝骨属足少阳经穴，且为八脉交会穴髓会，可促进筋骨恢复。昆仑为足太阳经经穴；太溪为足少阴肾经腧穴、原穴；丘墟为胆经原穴；照海为八脉交会穴，通阴跷脉。丘墟透刺照海，昆仑透刺太溪可通调阴阳二经。解溪为阳明经穴，商丘为足太阴经穴。此病多选用局部经穴、原穴，一则达到局部行气活血散瘀目的，二则原穴为经络原气汇聚处，具有行气止痛作用。

注意事项

本病早期治疗得当，预后良好。如早期治疗不当，韧带过度松弛，可造成踝关节不稳，易引起反复扭伤，甚至关节软骨损伤，发生创伤性关节炎，严重影响行走功能。

第十一节 ◎ 跟 痛 症

跟痛是一种症状,指各种疾病引起的足跟跖侧疼痛,常因跟骨本身或周围软组织病变引起,常见原因为跟骨骨刺、跟腱滑囊炎、跟垫炎等。多见于 40~60 岁中老年人及运动员。中医学将该病归属"痹证"范畴。

中医学认为,跟痛症多属肝肾阴虚、痰湿、血热等因所致。肝主筋、肾主骨,肝肾亏虚,筋骨失养,复感风寒湿邪或慢性劳损,导致经络瘀滞,气血运行受阻,使筋骨肌肉失养而发病。

【临床表现】

起病缓慢,多发生于中老年肥胖者,多为一侧发病,可有数月或数年的病史。足跟部疼痛,行走加重。典型者晨起后站立或久坐起身站立时足跟疼痛剧烈,行走片刻后疼痛减轻,但行走或站立过久后疼痛又加重。

【治则】

舒筋止痛,祛风散寒。

【取穴】

主穴:太冲透涌泉。

配穴:昆仑、阿是穴。

【操作】

患者仰卧位。太冲透涌泉,医者左手持芒针套管接头部位,将针尖对准太冲穴,右手取出针柄尾部固定插片,轻拍针柄进针。左手位置不变,右手移除芒针上部套管后,右手持针柄朝向涌泉穴方向,针身沿踇长伸肌腱外缘斜下刺,捻转进针。进针到一定深度后,左手移除下部套管,继续进针至足底涌泉穴,共进针2.0 寸左右,余穴常规针刺操作,留针 20 分钟。

【疗程】

隔日 1 次,10 次为 1 疗程。

【疗效与分析】

芒针治疗足跟痛有一定疗效,尤其以跟骨滑囊炎者效果更佳,跟骨骨刺者效果较差且疗程较长。

太冲为足厥阴腧穴、原穴,透刺足少阴经井穴涌泉,能调补肝肾、舒筋止痛,昆仑、阿是穴为局部取穴,具有通经活血作用,且能调动膀胱经经气,祛风散寒。

注意事项

治疗期间,患者应减少站立时间,避免过度行走,局部可加灸。平时应尽量避免穿着软的薄底布鞋;在足跟部应用厚的软垫保护,也可以应用中空的跟痛垫来空置骨刺部位,以减轻局部摩擦、损伤;经常做脚底蹬踏动作,增强跖腱膜的张力,加强其抗劳损的能力,减轻局部炎症;经常温水泡脚,有条件时辅以理疗,可以减轻局部炎症,缓解疼痛。

第四章

络 脉 病

第一节 ◉ 血栓闭塞性脉管炎

血栓闭塞性脉管炎主要侵犯中、小动脉和静脉,是一种慢性炎症性疾病,易复发,病理改变主要为节段性血管炎症、伴随血栓形成以及管腔阻塞,病变呈周期性发作,以下肢多见;40岁以上吸烟男性多发。本病早期症状可归属于中医学的"脉痹",晚期可归属于"脱疽"的范畴。

本病的病因主要有内外两个方面,在外有寒湿、热毒;在内则有邪气痹阻、热毒寒痰,或正虚瘀痹、气血阴阳不足。其病机主要在于脉塞血阻,凝而不流。

【临床表现】

病程分为三期,第一期为局部缺血期:属病情早期,表现为肢体发凉或麻木、皮肤温度降低,游走性浅静脉炎反复发作、伴随间歇性跛行,足背或胫后动脉搏动减弱;第二期为营养障碍期:属病情进展期,症状逐渐加重,出现明显的间歇性跛行,疼痛性质为持续性静息痛,夜间痛甚,皮温明显降低,色泽苍白或潮红有紫斑,下肢肌肉萎缩,足背或胫后动脉搏动消失;第三期为坏死期:为病情晚期,症状持续加重,肢端发生溃烂和坏疽,患肢趾端颜色变黑、溃疡与坏疽形成,疼痛剧烈且持续不能缓解。

【治则】

益气活血,通利脉道。

【取穴】

主穴:足三里、阳陵泉。

配穴:丘墟、太冲。热毒证配解溪、三阴交、鱼际、尺泽、合谷;血瘀证配血海、膈俞；寒湿证配肾俞、大椎、阴陵泉。

【操作】

患者仰卧位。足三里选用 4 寸芒针，沿足阳明胃经向上巨虚处斜刺进针 3.0 寸左右（芒针操作同前），行捻转提插补法；血海斜刺向箕门穴方向，行泻法；阳陵泉透刺向阴陵泉行泻法；丘墟透向照海方向；太冲透涌泉；寒湿证配合艾灸。余穴常规操作，行平补平泻手法，留针 30 分钟。

【疗程】

隔日 1 次，10 次为 1 疗程。

【疗效与分析】

芒针治疗本病一期、二期效果较好，可起到疏通经络、改善气血运行的功效，一期患者坚持治疗 2～3 疗程，患侧肢体皮肤颜色多由苍白逐渐向红润改变，皮温也逐渐变暖；二期治疗 4～6 疗程，可以较大幅度减轻静息痛，皮肤瘀斑逐渐减少或者消退。

《素问·痹论篇》指出"痹在于脉则血凝而不流"，针刺治疗此病即是用针刺激患肢经脉，激发经气、疏通经络、调和气血，达到益气活血、通利脉道的功效。

【饮食起居】

本病患者当彻底禁烟，保护双下肢，避免受外伤，远离寒冷潮湿环境，防止肢体血管痉挛。应经常变换体位，防止局部血管受压从而影响血液循环。本病发展至第三期一般需配合外科治疗。

第二节 ◎ 雷 诺 病

雷诺病即雷诺综合征，又称肢端动脉痉挛症，是以支配周围血管的交感神经功能紊乱为主导致的肢端小动脉痉挛，引起手足部皮肤颜色明显改变。归属中医学"脉痹""血痹""手足逆冷"等范畴。

本病多是由于素体阳虚、寒自内生，或肝气不舒、血行不畅；或寒邪外袭，脉涩血凝，以至脉络气血瘀阻而发病。基本病机为阴阳失和，气迟血滞。

【临床表现】

雷诺病的典型发作表现为当遇寒冷刺激、情绪激动、精神紧张时，手指部皮肤颜色苍白与发绀，指端末梢感觉麻木、发凉和刺痛，环境或心理因素改变后，皮肤颜色变潮红，出现微热、发胀感，继而皮肤颜色转为正常，其他症状也消失。疾病初期阶段,上述病理变化在气候较冷的时节发作更为频繁,症状也更为明显,长时间持续;而在气候温暖时节则反之。病情较为严重患者,一年四季发作均较频繁。

【治则】

行气活血,温经通络。

【取穴】

主穴:秩边。

配穴:手三里、内关、合谷、三阴交、足三里。气血不足配脾俞、气海;阳虚寒凝配肾俞、命门。

【操作】

秩边穴采用俯卧位或侧卧位,医者从秩边穴直刺进针 5.0 寸左右,透同侧水道穴,施以提插捻转泻法,使针感放射至小腹部;气海穴用 4.0 寸针直刺,缓慢捻转进针 3.0 寸左右,施以捻转补法,令针感向局部扩散;脾俞朝胃俞方向平刺,命门、肾俞采用灸法;其余穴位常规操作,行平补平泻手法,留针 30 分钟。

【疗程】

隔日 1 次,10 次为 1 疗程。

【疗效与分析】

针灸治疗雷诺病具有良好效果,针灸的双向调节作用既可缓解血管过度收缩,又可抑制血管过度扩张,达到调和营卫、活血化瘀、通经活络之功能。

《素问·五藏生成篇》中记载:"卧出而风吹之,血凝于肤者为痹,凝于脉者为泣。"说明本病体虚受寒,营卫失调,阳气不能四达,寒客痹阻,经络不畅所致。汉代张仲景在《金匮要略·血痹虚劳病脉证并治第六》提出"宜针引阳气,令脉和,紧去则愈",强调了阳气的重要性,故取穴以行气活血、温经通络为原则。手三里、合谷、足三里均为多气多血阳明经穴位,三阴交为肝脾肾三阴经交会穴,诸穴合用起到补气养血之功。

注意事项

本病在针灸治疗的同时,应嘱患者重视手足部的保暖,防止外界寒冷刺激,避免精神紧张、情绪激动,戒烟禁酒,避免使用血管收缩类药物,有助于提高治疗效果。

第三节 ◎ 肝 硬 化

肝硬化是常见慢性进行性肝病之一,可由一种或多种原因引起、以肝组织弥漫性纤维化、假小叶和再生结节为组织学特征。疾病早期可无明显症状,后期因肝脏变性硬化、肝小叶结构和血液循环途径显著改变,临床以门静脉高压和肝功能减退为特征,常并发上消化道出血、肝性脑病等。归属于中医"鼓胀""积聚""癥积""黄疸"等范畴。

本病多由酒食不节,肝脾受损;或虫毒感染,阻塞经隧而致肝气失于疏泄,继而横逆乘脾,脾气受损,水湿内聚,进而土壅木郁,以致肝脾俱病。正虚血瘀,本虚标实是其主要病机。

【临床表现】

肝硬化起病一般较为隐匿,病程发展也较为缓慢,临床分肝功能代偿期和失代偿期,代偿期症状不明显,可有腹部不适、乏力、食欲消退、腹泻、消化不良等症状,多呈间歇性发作,且多与情绪紧张、身体劳累或随他病而出现。失代偿期症状较为明显,主要表现为肝功能减退和门静脉高压两大类。肝功能减退表现有营养不良、黄疸、贫血、内分泌失调等;门静脉高压表现为腹水、门-腔侧支循环开放、脾功能亢进及脾大。

【治则】

疏肝健脾,化瘀利水。

【取穴】

主穴:中脘、水分、秩边。

配穴:脾虚气滞配足三里、气海、阴交、梁门、阴陵泉、脾俞;肝脾血瘀配三阴交、血海、肝俞、膈俞;肝肾阴虚配关元、太溪、肾俞。

【操作】

中脘、水分根据病人体型不同,选用4.0寸芒针直刺,捻转进针法缓慢刺入3.0~4.0寸左右,行平补平泻法;三阴交、气海以捻转进针法缓慢刺入3.0寸,施以泻法;秩边穴采用俯卧位或侧卧位,用5寸芒针朝腹侧水道穴刺入4.0~5.0寸右,施以捻转提插泻法,使针感放射至小腹部;梁门穴缓慢进针2.0寸,施以捻转泻法,有针感后即出针;阴陵泉透刺向阳陵泉;其余穴位常规操作,行平补平泻手法,留针30分钟。

【疗程】

每日 1 次,10 次为 1 疗程。

【疗效与分析】

祖国医学称本病为"鼓胀",鼓胀又可分为"气鼓""血鼓""虫鼓",但气血水关系密切,相互牵连,三者仅有主次之别,而无单独为患。

治疗时应分清标本缓急,发生腹水时以宣化水湿、通调水道为主,水分、秩边透水道、阴陵泉等均为急则治标之意;缓解期着重治本,取肝俞、脾俞、足三里等穴,疏肝理气健脾。

注意事项

针灸治疗本病效果与疾病所处阶段密切相关,芒针在改善肝硬化腹水、改善肝功能方面较为有优势,如疾病后期出现门脉高压、肝性脑病等并发症,多收效较差。因本病病因病机较为复杂,故需治疗疗程较长,必要时需配合艾灸、西药等综合治疗方法。

第四节 ⊙ 面 肌 痉 挛

面肌痉挛又称面肌抽搐,是一种阵发性、不规则的半侧面部肌肉不自主抽搐,病因未明,神经通路受到某些病理刺激或面神经病理变化处纤维短路异常兴奋是其可能机制。本病多见于中年患者,女性发病率高于男性,多为一侧发病。部分患者见于面神经炎的后期,常因局部刺激过多过强所致。本病归属中医学"面风""筋惕肉瞤"范畴。

本病多因外感风寒,阻滞经络,不得疏泄,使气血运行不畅,筋脉不利而拘急;或因肝血亏损,血虚生风,肝阴不足,筋脉失养所致。

【临床表现】

本病发病缓慢,开始表现为眼轮匝肌轻微地跳动,以极缓慢的速度扩散至半侧面部,呈阵发性、不规则的痉挛性抽搐,每次抽搐持续数秒至数分钟,程度不等,不能自行控制,不经治疗其抽动幅度、频率多呈进行性加重状态。多为一侧发病,每因工作劳累,精神紧张,或惊恐情绪受到过度刺激而诱发。其痉挛症状多在与人交谈、疲惫、紧张时更为频繁；部分患者入睡后症状消失。

【治则】

舒筋活络，养血润燥。

【取穴】

主穴：地仓、颊车、风池透刺阳白。

配穴：外感风寒配合谷、列缺、外关、下关、四白；肝血亏损配三阴交、太冲、太溪；口角抽搐配夹承浆、口禾髎；眼角抽搐配太阳、瞳子髎。

【操作】

患者仰卧位。地仓采用 3 寸芒针横向透刺至颊车穴，四白采用 3 寸芒针平刺向地仓穴，风池穴 1.5 寸针朝鼻尖或下颏方向刺入，以出现局部胀感为佳；余穴均常规针刺方法操作，诸穴均施以小幅度捻转泻法，避免大幅度强刺激，痉挛症状轻者留针 30 分钟，重者留针 1 小时。

【疗程】

每日 1 次，10 日为 1 疗程。

【疗效与分析】

本病发病早期治疗多收效满意，若病久未及时治疗痉挛抽搐较为严重者，则属顽疾沉疴，病情易于反复，需结合针刺、放血、耳穴等疗法综合治疗。

《素问·阴阳应象大论篇》曰"风胜则动"，认为本病主要是由于风邪较盛，风邪又有外风与内风之别：外风多责之于风邪侵入面部筋脉，阻滞经络，气血不畅；内风多责之于肝，因肝血亏虚，濡养无力、虚风内动，从而导致面部肌肉不自主抽搐。风池作为治风之要穴，既能祛外风，又能熄内风；面部其他诸穴皆为局部取穴，取疏通局部经络、调和气血之意，配合祛风散寒之手阳明经原穴合谷、手少阳经络穴外关及四总穴歌之专治头面部疾病之列缺，远近配合，以标本兼治。本病总属神经兴奋性增强，故针灸治疗时应手法较轻，避免过度刺激引起痉挛加重。

注意事项

治疗期间应进行心理疏导，避免情绪过度刺激；因本病多易于反复，病程较久，故针灸取效后应维持治疗一段时间以巩固疗效。

第五节 ◎ 类风湿性关节炎

类风湿性关节炎是以侵蚀性、对称性多关节炎为主要临床表现的慢性、全身性自身免疫性疾病。基本病理改变为滑膜炎、血管翳形成，并逐渐出现软骨和骨破坏，最终可能导致关节畸形和功能丧失。本病起病较为缓慢，少数也可急性起病，自发性发作与自然缓解为本病的特点。属于中医学"痹证""历节病"范畴。

本病多在禀赋不足、肝肾亏虚的基础上，因气候变化、起居异常而致使风寒湿热等外邪侵入人体，搏结于筋骨肌肉，经络痹阻气血不通而发病。其基本病机为风、寒、湿、热、痰、瘀等邪气滞留肢体筋脉、关节、肌肉，经络痹阻，不通则痛。肝肾气血亏虚为本，风、寒、湿、热、毒、瘀、痰为标。按照风寒湿热之邪偏盛可分为行痹、痛痹、着痹、热痹；按照侵犯部位不同可分为皮痹、肌痹、脉痹、筋痹、骨痹五体痹；病情进一步发展可内舍于脏腑，形成脏腑痹。

【临床表现】

早期表现为关节肿胀、疼痛、僵硬，晨间明显，晚期主要表现为关节强直、畸形和功能严重受损，除此之外或出现贫血、低热、体重减轻等伴随症状，或类风湿血管炎、类风湿结节，心、肺、肾受损等关节外表现。

【治则】

舒筋活络，通痹止痛。

【取穴】

主穴：肩髃透极泉、秩边。

配穴：阿是穴。肩部取肩髎，肘部取曲池、尺泽，腕部取阳溪、阳池，髋关节取髀关，膝关节取犊鼻、阳陵泉，踝关节取解溪、丘墟。行痹配膈俞、血海，痛痹配肾俞、关元，着痹配阴陵泉、足三里，热痹配大椎、曲池。

【操作】

肩髃用 4 寸芒针透向极泉，行捻转小幅度提插手法，使肩部胀麻感放射至肘为佳；秩边穴采用俯卧位或侧卧位，直刺进针 5.0 寸左右，达同侧水道穴，施以提插捻转泻法，使针感放射至小腹部；余穴常规针刺手法操作行泻法或平补平泻，留针 30 分钟。痛痹、着痹加用艾灸，痛甚者可加电针；着痹加梅花针絮刺拔罐；热痹应疾刺疾出。大椎、曲池可三棱针点刺出血；部分穴位可加用拔罐法。

【疗程】

每日 1 次,10 次为 1 疗程。

【疗效与分析】

芒针疗法治疗类风湿性关节炎一般有效率可达 85%～95%,治愈率达 20%～50%。

祖国医籍对痹证的记载十分详尽,在病因病机方面,《素问·痹论篇》曰:"风寒湿三气杂至,合而为痹也。其风气胜者为行痹,寒气胜者为痛痹,湿气胜者为着痹也。"《济生方·痹》说:"皆因体虚,腠理空疏,受风寒湿气而成痹也。"治法治则方面,《内经》中九刺、十二刺中不少论述对痹证治疗颇有临床意义,如焠刺治寒痹、输刺治骨痹,关刺治筋痹。

局部穴位意在使局部气血疏调,营卫调和则风寒湿热等邪气无所依附,疼痛便解;行痹配膈俞、血海,乃遵"治风先治血,血行风自灭"之义;痛痹取肾俞、关元以温肾祛寒;着痹取阴陵泉、足三里以益气健脾、除湿止痛;热痹配大椎、曲池清热除风、消肿止痛。

注意事项

如早期未能及时治疗,病情未得到有效控制,继续多次发作,可致关节畸形、运动功能障碍,单纯用针灸则难控制。

第六节 ⊙ 中 风

中风是以突然昏仆、半身不遂、口舌歪斜、言语謇涩或不语、偏身麻木为主要临床表现的病症。本病多见于中老年人,四季皆可发病,但以冬春两季最为多见。相当于现代医学脑梗死、脑出血、蛛网膜下腔出血等。

本病多由气血亏虚、脏腑功能失调,痰浊、瘀血内生,加之劳逸失调、酒食不节、内伤积损、气候骤变等诱因,而致瘀血阻滞、痰热内蕴,或阳化风动、血随气逆,导致脑脉痹阻或血溢脉外,引起昏仆不遂,发为中风。在本为肝肾阴虚,气血衰少,在标为风火相煽,痰湿壅盛,瘀血阻滞,气血逆乱;基本病机为阴阳失调、气血逆乱,上犯于脑。

【临床表现】

主要表现为猝然昏倒、半身失用、言謇语涩或不语、口眼偏歪、半身麻木，或者头痛、眩晕、呕吐、二便失禁或不通、烦躁、抽搐、痰多，舌象可表现为舌强、舌歪，舌质暗红或红绛，舌有瘀斑、苔腻，脉象多弦，或弦滑、弦细。按有无神志昏迷可分为中经络、中脏腑，其中，中脏腑又可分为闭证与脱证。

【治则】

中经络：疏经通络，活血祛风。

中脏腑：闭证开窍泻热，平肝降逆；脱证回阳救逆，醒脑开窍。

【取穴】

1. 中经络

主穴：合谷透后溪、环跳、极泉。

配穴：内关、水沟、肩髃、曲池、尺泽、外关、阳陵泉、委中、绝骨、三阴交、太冲。

2. 中脏腑

主穴：合谷、气海。

配穴：闭证配内关、水沟、太冲、十二井穴；脱证配关元、神阙。

【操作】

芒针治疗：极泉在原位置沿经下移 1～2 寸位置取穴，使患者上肢出现麻胀和抽动感为度；肩髃穴用 4 寸芒针透向极泉，行小捻转幅度提插手法，肩部可胀麻感放射至肘部；环跳用 5 寸芒针直刺，刺入 4.0 寸左右，使下肢放射感传至脚底为度。

水沟穴采用 1.5 寸毫针朝向鼻中隔方向平刺，行雀啄法，以眼球湿润为度；三阴交沿胫骨内侧与皮肤 45°刺入；尺泽、委中直刺，使肢体出现抽动感；十二井穴采用三棱针点刺出血；气海、关元用大艾炷灸法，神阙采用隔盐灸法。余穴常规操作，急性期以泻法为主，恢复期以平补平泻为主，留针 30 分钟。

【疗程】

每日 1 次，10 次为 1 疗程。

【疗效与分析】

采用针灸本病收效较为满意，特别是在神经的功能康复方面，如对运动、语言和吞咽功能有明显的促进恢复作用。针灸介入时期越早越好，一般在急性期即可采用针灸疗法，能够起到控制病情、降低致残率的功效。

内关为手厥阴络穴，心包者，心之外围，代君行令，代君受邪，心者五脏六腑之大主，主神明、理思维，针刺内关可以醒神开窍，调理气机；水沟为督脉穴，督脉通于脑，有醒脑调神之效。故中经络、中脏腑均选取水沟、内关为主穴。

第七节 ⊙ 痔　疮

痔疮为发生于肛肠部的一种慢性疾病，又称痔，是指直肠下端黏膜下和肛管皮下的静脉丛因各种原因引起扩大曲张而形成的静脉团块。

痔疮多由于久坐或站立工作、肩挑负重、跋涉远行、妊娠等所致；或因饮食不节，嗜食辛辣厚味，燥热内生，肠胃受损而得；或因久泻、久痢、便秘所致。基本病机为湿热内生，脉络瘀阻。

【临床表现】

根据痔核的位置分为内痔、外痔和混合痔。内痔：初起痔核很小，质柔软，不痛，早期常因大便而摩擦出血，或出血如射，或点滴不已，血色鲜红或暗红。外痔：于肛门外赘生皮瓣，逐渐增大，按之质较硬，一般无痛，也不出血，仅觉肛门部有异物感。混合痔：直肠上下静脉丛同时扩大，曲张延长，兼有内痔、外痔共同症状，痔核常突出于肛外，黏膜经常受到刺激，黏液分泌大量增加，使肛周潮湿不洁，瘙痒，形成肛周湿疹。

【治则】

活血散瘀，清肠消痔。

【取穴】

主穴：长强、秩边、承山。

配穴：百会、会阳、二白。气滞血瘀加白环俞、膈俞疏通肠络，活血止痛；湿热瘀滞加三阴交、阴陵泉清热除湿；肛门肿痛加秩边、飞扬行气止痛；脾虚气陷加气海、脾俞、足三里补益脾气，升阳固脱；便秘加大肠俞、上巨虚通利腑气；便后出血加孔最、膈俞清热化瘀止血。

【操作】

长强穴：患者取俯卧位，用 4 寸芒针沿尾骨和直肠之间快速刺入 2.0～3.0 寸，行提插泻法，不留针；秩边穴，以 5 寸芒针刺向肛门方向，深 3.0～4.0 寸，行捻转提插手法，使针感向肛门放射，以出现肛门抽动感为佳，不留针。余穴均常规操作，行平补平泻手法，留针 30 分钟。

【疗程】

隔日 1 次，10 次为 1 疗程。

【疗效与分析】

芒针对本病疗效较好，可减轻痔疮疼痛和出血等症状，病情较重患者可转专科手术治疗。

本病选穴主要以足太阳膀胱经和督脉两条经脉为主。长强属督脉，会阳属足太阳膀胱经，均为近部取穴，可收疏导肛门局部瘀滞气血之功效；百会属督脉，位于巅顶，可以发挥升举下陷之气的作用，是下病上取之意；足太阳经别自尻下别入肛门，取承山穴清利湿热，消肿止痛；二白为经外奇穴，是治疗痔疾行之有效的穴位。

【其他疗法】

本病除芒针疗法，尚可用三棱针点刺龈交穴，使其出血；或选用挑治法，在胸椎至腰骶椎旁开 1.0～1.5 寸范围内，探寻红色丘疹，用三棱针刺入后，将皮下白色肌纤维挑断，并挤出血或黏液。

注意事项

平时多饮水，多食新鲜蔬菜、水果，忌食辛辣刺激性食物，养成定时排便习惯，保持大便通畅，可减少痔疮的发生。

第八节 ◎ 痿　证

痿证是以肢体筋脉弛缓、软弱无力，日久因不能随意运动而致肌肉萎缩的一种病证。临床上以下肢痿弱较为多见，故称"痿躄"。相当于现代医学的多发性神经炎、急性脊髓炎、进行性肌萎缩、重症肌无力、肌营养不良症、癔症性瘫痪等。

本病原因较为复杂，多由正气不足，感受湿热毒邪；或久居湿地、冒寒涉水，湿邪留而不去，郁久化热；或饮食失于调摄，脾胃受伤，湿热蕴蒸，浸淫筋脉，使筋脉肌肉弛纵不收；久病体虚、劳伤过度、精血亏虚均可使经络阻滞，筋脉功能失调，筋肉失于气血津液的濡养而成痿证。基本病机为气血、津液、精髓不足，筋脉失养而弛纵，不能束骨利关节。

【临床表现】

本病以筋脉弛缓、肢体肌肉软弱无力、不能随意活动，甚至肌肉萎缩或瘫痪为主要特征。但因证不同，临床表现各异，有急性起病，进行性加重者；有缓慢发病者；也有时轻时重，周期性发作者。部分患者由于肌肉痿软无力，可有睑废、视歧、声嘶低喑，抬头无力等症状，甚至影响呼吸、吞咽。

【治则】

清热祛邪，补益气血，濡养筋脉。

【取穴】

上肢主穴：肩髃透极泉。

下肢主穴：伏兔透髀关（图35）。

配穴：曲池、外关、合谷、鱼际穴、足三里、阳陵泉、胸夹脊、腰夹脊。肺热津伤加鱼际、肺俞；湿热浸淫加阴陵泉；脾胃虚弱加脾俞、胃俞；肝肾亏虚加肝俞、肾俞。

【操作】

肩髃用4寸针透向极泉，行捻转小幅度提插手法，至出现胀麻放射感；伏兔穴用6寸针透向髀关穴，行捻转补法；鱼际穴针用泻法，或三棱针点刺出血；胸夹脊、腰夹脊用2寸针以45°向脊柱方向内八字斜刺，阳陵泉透向阴陵泉，余穴位常规针刺操作，行平补平泻手法。久病者可加用电针，选用断续波，留针30分钟。

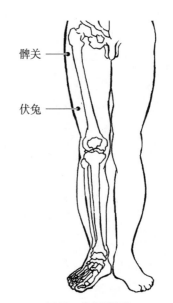

髀关

伏兔

图35 伏兔透髀关

【疗程】

每日1次，10次为1疗程。

【疗效与分析】

针灸治疗本病收效较好，研究表明：针灸通过神经系统、内分泌系统的作用,可改善血管的舒缩功能,增强患肢的血液,利于肢体功能恢复。

　　针灸治疗本病,意在补益气血,通调经络。选穴以手、足阳明经穴和夹脊穴为主。阳明经为多气多血之经,选手足阳明经穴位,可起到调理气血、疏经通络之功,也符合"治痿独取阳明"之意;夹脊穴紧邻督脉,且与背俞穴相通,可通行气血,调整脏腑阴阳;阳陵泉乃八会穴之筋会,能舒筋通络,通调诸筋。病程日久者,易肝肾不足,须较长时间耐心施治;针灸治疗同时可以配合药物、理疗等,以提高疗效。

　　《素问·痿论篇》提出"治痿独取阳明"之说。阳明,是指足阳明胃经而言,意为痿证的治疗应该重视调理脾胃。独取非单独取、只取之意,其包含补脾胃、祛胃火、清湿热等。脾胃运化得健,自能生化气血津液,濡养筋脉。

第五章

皮 部 病

第一节 ◎ 黄 褐 斑

黄褐斑是出现在面部的局限性黄褐色、暗褐色或深咖啡色斑片状皮肤病,分布对称、形如蝴蝶,且妊娠期多发,故俗称"蝴蝶斑""妊娠斑"。属中医"面尘""肝斑"或"黑斑"的范畴。

本病的病因病机复杂,发病多与外邪内伤、饮食劳倦、冲任不调等相关。病情加重时黄褐斑面积扩大、斑色加深,病情好转时斑片可缩小、斑色转淡。妊娠期和服避孕药后常可出现黄褐斑。基本病机是脏腑气机失司,津血不能上荣于面,肌肤失于濡养。

【临床表现】

皮损形状不规则的黄褐色、暗褐色或深咖啡色斑片,边界一般较清楚,最初为多发性,渐渐融合成片。多对称分布,额部、面颊处最突出,眉弓、眼周、鼻梁、上唇等部位亦常见,有时呈蝶翼状。面部无炎症及鳞屑。一般无自觉症状或全身症状。多见于女性。

【治则】

疏通经脉,平衡脏腑,活血祛斑。

【取穴】

主穴:中脘。

配穴:足三里、三阴交、内关、合谷、太冲、肾俞、颧髎、四白、颊车、上星、阳白、印堂、迎香、口禾髎、人中、承浆、阿是穴(色素最深处)。

【操作】

芒针治疗：选脏腑疾病相关的穴位或循经取穴，如阳明经病深刺中脘、足三里、内关、合谷为主，少阳经病深刺阳陵泉、三阴交、太冲为主，太阳经病深刺三阴交、太溪、肾俞为主。冲任失调者以气海、子宫穴为主并可结合背俞穴、募穴。选75～100 mm芒针，按照非接触式芒针的操作方法，直刺，留针30分钟。

点刺治疗：患者脸部采取0.25 mm×13 mm美容针点刺法，透过真皮层即可。前额区取阳白、上星，颧颊区取四白、颧髎、颊车，鼻梁区取印堂、迎香，上唇区取口禾髎、人中，下颌区取承浆、阿是穴（局部黑斑最深处下针）。

耳穴治疗：耳针的神门、肺、内分泌、面、肾上腺及相应脏腑穴肝、胆、子宫等。

【疗程】

每日或隔日1次，25次为1疗程。

【疗效与分析】

针刺治疗黄褐斑是目前较为行之有效的方法之一。一般治疗1～3个疗程治愈，远期疗效满意。

《丹溪心法》中记载："有诸内者，必形诸外。"《张氏医通》曰："风邪入皮肤，痰饮积脏腑，则面黯。"有学者认为面部色素的出现是脏腑病症的一种外在表现，主要以与肝、脾、心、肾、冲任相关的慢性疾病以及妇科病多见，是脏腑气机失司，津血不能上荣于面，肌肤失其濡养的结果。针刺通过疏通经络，调和气血，平衡阴阳，扶正祛邪，恢复脏腑正常功能，促进血液循环，改善组织代谢，提高机体抗病力，从而使面部色素自然而然消退。

注意事项

由于日晒、服用某种药物或使用化妆品均可引起本病，故应停用药物及化妆品，并注意避免长期日光照射。

第二节 ◎ 带状疱疹

带状疱疹是由水痘-带状疱疹病毒感染引起，皮肤上一侧出现簇集性水疱的急性疱疹性皮肤病。多呈带状分布,痛如火燎,中医学称"蛇丹""缠腰火丹""蛇窜疮"等。

本病多由火毒湿热蕴蒸于肌肤、经络而发。春秋两季易发,多见于腰胁、胸胁和颜面部。基本病机是火毒湿热蕴蒸于肌肤、经络。

【临床表现】

初起时常有轻度发热、疲倦乏力、全身不适、皮肤灼热疼痛、皮色发红等症状,或无前驱症状直接发病。出现单侧发疹,沿皮肤神经分布,带状排列,局部出现不规则红斑。随之在红斑上多生粟粒至绿豆大成群皮疹,迅即变为水疱,澄清透明,疱群间皮肤正常,皮疹消退后可留色素沉着。病程一般2~4周,有些患者可在皮疹完全消退后仍遗留神经痛。

【治则】

清热,利湿,泄火。

【取穴】

主穴:阿是穴、太冲透涌泉。

配穴:曲池、上脘、中脘、血海、阳陵泉。

【操作】

芒针治疗:阿是穴按皮损面积取不同长度芒针,在离病灶外缘2mm处,以针距2cm围刺法,平刺透向对侧;对于带状形的病灶,在病灶的头尾部用适宜长度的芒针沿皮透刺。上脘、中脘穴直刺深刺,轻捻缓进,进针4.0寸,捻转泻法,使针感向两侧及少腹放射;阳陵泉深刺,泻法;太冲透涌泉自太冲进针,针身沿伸跗长肌腱外缘斜下刺至足底涌泉穴,进针2.0寸左右。按照非接触式芒针的操作方法,留针30分钟。

点刺治疗:沿皮损部位外缘进行三棱针点刺,可以微微出血。

毫针治疗:余穴常规操作。

【疗程】

隔日1次,5次为1疗程。

【疗效与分析】

一般经1~2次治疗后疼痛明显减轻,大部分丘疹干瘪成痂。一般治疗4次以后疹痂脱落,疼痛消失,为防止产生神经后遗症可继续巩固治疗几次。

《素问·生气通天论篇》曰:"劳汗当风,寒薄为皶,郁乃痤。"中医学认为本病由劳累汗出又遇风湿邪乘虚而入,化热内蕴,外合邪毒搏击经络而成,与现代医学认为是肌体免疫力降低病毒乘虚而至是一致的。通过病灶局部围刺,提高病灶局部刺激并阻断控制病情延续发展。沿皮透刺也符合对十二皮部分布区治疗，疏通皮部调和气血使"通则不痛"。头尾透刺，前后阻击，局部点刺拔罐，双管齐下犹如集中兵力打歼灭战，使病毒无处藏身，无法蔓延，达到邪去正安目的。芒针治疗带状疱疹效果又快又好，且不留后遗症。

注意事项

　　此病现代医学尚无特效疗法，而无创痛针灸法治疗本病疗效明显，有明显的止痛效果，并且能减少神经痛的后遗症状。皮损严重者，应注意防止感染，并采取中西医结合治疗效果更佳。

附：带状疱疹后遗神经痛

　　带状疱疹后遗神经痛发生于带状疱疹皮损完全消退后，原皮损部位遗留烧灼样刺痛。多发于老年人，持续时间较久，数月至数年，缠绵不愈，顽固难除。

【取穴】

阿是穴为主。

【操作】

阿是穴于皮损内端入针，沿皮神经走行方向于皮下潜行，并穿越各病变部位，上下共 4 针，每针相隔 2 cm，留针 30 分钟。

第三节 ⊙ 荨 麻 疹

　　荨麻疹又称风疹块，是由于皮肤黏膜小血管扩张、渗透性增强而引起的局限性、一过性的水肿反应。

　　本病多由于过敏、精神紧张等引起，可分为急性荨麻疹（3 个月内）、慢性荨麻疹（超过 3 个月）。中医认为其病机，急性发作多与营卫不和，风邪乘袭，客蕴肌肤相关；而慢性多是由于邪久不去，伤气耗血，血虚生风，气虚不固，继而加重营卫不和，致反复发作。

【临床表现】

　　急性荨麻疹发病急骤，皮肤瘙痒，经搔抓后，局部发红，随即出现形状大小不等的隆起浮肿块，高于皮肤，成片或散在，颜色苍白或淡红，边缘清楚，周围有红晕,向四周逐渐扩大,发无定处,退后不留痕迹。有时会累及胃肠道,伴恶心、呕吐、腹痛、腹泻;严重时影响呼吸,出现气闷、窒息感等不适。慢性荨麻疹表现为风团反复发作,时多时少,病情缠绵,长期不愈。

【治则】

祛风养血,清热止痒。

【取穴】

主穴:中脘。

配穴:曲池、血海、三阴交、风池、大椎、膈俞、足三里。呼吸道受累者加天突。

【操作】

芒针治疗:取适宜长度芒针,按照非接触式芒针的操作方法。中脘直刺深刺,轻捻缓进,深度为 4.0～5.0 寸,针感向两侧胸胁再向下腹放散为准,留针 30 分钟;天突穴先直刺 0.5 寸左右,再用弯针法改变角度,使针尖沿着胸骨柄后向下顺利刺入 3.0～4.0 寸,以小幅度捻转泻法,注意进针方向不可偏斜,待呼吸顺畅后出针,不留针。

点刺治疗:大椎、膈俞可点刺放血。

余穴常规针刺操作。

【疗程】

每日或隔日 1 次,5 次为 1 疗程。

【疗效与分析】

芒针治疗本病效果良好。对于慢性荨麻疹应查明病因,并针对病因治疗。

中脘为胃的募穴,可清泻胃肠。风池属足少阳经,能疏风清热,膈俞为血会,能活血祛风,取"治风先治血,血行风自灭"之义。大椎为六阳经所过,能通调诸阳。曲池属手阳明经合穴,足三里属足阳明经合穴,又为胃的下合穴,可疏风解表,又合治内腑,故又可清泻阳明。血海、三阴交属足太阴经,能调营活血。天突为任脉穴,可通调气机。

注意事项

治疗期间避免过敏原,忌食鱼腥、虾蟹等食物,保持大便通畅。对于累及喉头,出现呼吸困难者应积极予以急救措施。

第四节 ◎ 神经性皮炎

神经性皮炎是一种皮肤神经功能障碍疾病,以皮肤肥厚、皮沟加深、苔藓化变和阵发性剧烈瘙痒为特征。病程长,易复发。属中医学"牛皮癣""摄领疮""顽癣"的范畴。

本病发病原因可能因长期情绪波动较大或生活环境突变等刺激有关,搔抓、摩擦或多汗等局部刺激诱发。中医认为其基本病机为风、湿、热三邪蕴结肌肤或肝郁化火,耗血伤阴,血虚生风化燥,皮肤失养而成。

【临床表现】

好发于项后两侧、肘膝关节,初起瘙痒无皮疹,反复搔抓后皮肤表面出现正常皮色、淡红色或黄褐色扁平丘疹,圆形或多角形,性质坚硬,密集成群,表面光滑,有糠皮样鳞屑。日久皮疹融合,干燥,肥厚,皮纹加深,形成苔藓样变,表面见少许鳞屑。

【治则】

祛风化燥,活血通络。

【取穴】

主穴:阿是穴。

配穴:曲池、血海、阴陵泉、神门、三阴交。

【操作】

芒针治疗:取适宜长度芒针,按照非接触式芒针的操作方法。阿是穴在患部周围至病灶基底部皮下每隔 2 cm 向对侧横刺。湿热蕴结者配合泻法深刺曲池、血海、阴陵泉;血虚风燥、情绪波动者配合补法深刺三阴交,血海、曲池、神门用泻法。留针 30 分钟。

【疗程】

每日或隔日 1 次,5 次为 1 疗程。

【疗效与分析】

神经性皮炎属临床一种难治的瘙痒性皮肤病。应用针灸疗法治疗,取得满意疗效,值得重视与推广。病灶范围小者一般治疗 2～3 次基本能治愈,范围大的一般治疗 1～2 个疗程可以获愈,且不易复发。

病灶局部芒针透刺及拔罐可祛风通络,活血止痒,祛腐生新。针刺曲池以疏风清热;针刺血海活血化瘀,血行风自灭;针刺阴陵泉健脾祛湿;针刺三阴交、神门养血安神。诸穴合用,从而顽病得以解除。

第五节 ◎ 下肢静脉曲张

下肢静脉曲张指下肢静脉回流障碍,静脉处于伸长、蜿蜒而曲张状态的疾病。多由于腹内压力增加如妊娠或因静脉瓣膜损害等所致,临床常见的为大隐静脉曲张、精索静脉曲张等。多发生于持久从事站立工作或体力劳动或久坐少动的人。属中医"廉疮腿"范畴。

【临床表现】

下肢浅静脉扩张、伸长、迂曲,呈蚯蚓状和成团的曲张静脉,以左下肢多见,也可双下肢先后发病,易引起溃疡和血栓性静脉炎。严重者可见踝部轻度肿胀、足靴区皮肤营养性变化,包括皮肤萎缩、脱屑、瘙痒、色素沉着、皮肤和皮下组织硬结、湿疹等。

【治则】

活血通络。

【取穴】

主穴:阿是穴。

配穴:阴廉、血海、委中、足三里、承山、三阴交。

【操作】

芒针治疗:取适宜长度芒针,按照非接触式芒针的操作方法,在曲张的静脉团周围沿皮下穿刺,针尖朝向肢体近端,进针 2.0～3.0 寸,留针 30 分钟。

点刺治疗:在曲张的静脉团中及静脉团周围放血。

余穴常规针刺操作,留针 30 分钟。

【疗程】

隔日 1 次,10 次为 1 疗程。

【疗效与分析】

芒针对本病有良效。

局部阿是穴穿刺,可活血通络,促进血运。阴廉属足厥阴经,肝主筋,能舒筋活络。血海、三阴交属足太阴经,具有活血作用。委中为足太阳经合穴,承山属足太阳经,可通调膀胱经气,并疏通局部气血。

第六节 ⊙ 淋 巴 管 炎

淋巴管炎是葡萄球菌或链球菌感染引起的淋巴管壁及其周围组织的急性炎症。本病好发于颜面和小腿部,属中医的"丹毒"等范畴。

丹毒的发生的原因与素体血分有热、皮肤黏膜破损、火毒入侵等有关,基本病机是血热火毒蕴结肌肤。

【临床表现】

临床多表现为局部红肿热痛,边界清楚,好发部位为下肢,反复发作会导致淋巴水肿,严重者发展为"橡皮腿"。管状淋巴管炎有深、浅两种,浅表淋巴管炎表现为一条或多条"红线",向上延伸迅速,质硬、有压痛;深部淋巴管炎无红线,见患肢肿胀、压痛。全身症状有发热畏寒、头痛、肢体酸沉等。如不及时治疗,可引起严重的全身感染。

【治则】

清热泻火活血。

【取穴】

主穴:阿是穴、极泉、环跳。

配穴:曲池、血海、三阴交。

【操作】

芒针治疗:取适宜长度芒针,按照非接触式芒针的操作方法,深刺环跳,芒针进针 3.0 寸,使针感向足部放射,留针 30 分钟。

放血治疗:阿是穴局部点刺,或沿"红线"蔓延方向刺络放血,或在"红线"两旁排针。

余穴常规针刺操作,留针 30 分钟。

【疗程】

每日或隔日针 1 次,10 次为 1 个疗程。

芒针疗法教程新编

临床篇

【疗效与分析】

针灸治疗本病有一定疗效。

阳明多气多血,取阳明经合穴曲池清泻阳明。极泉属手少阴经,能清心泻火。血海、三阴交为足太阴经穴,可调营活血。环跳为足少阳经穴,肝胆主疏泄,取胆经环跳,能行气活血。阿是穴点刺或刺络放血可清泻血分热毒,取"菀陈则除之"之义。

注意事项

病情严重者,仍应采用综合治疗措施进行治疗,以免贻误病情。

第七节 ◎ 脂 肪 瘤

脂肪瘤是一种由脂肪组织组成的良性肿瘤,可发生在身体各个部位,多见于皮下、腹膜后。体表部脂肪瘤少见恶性病变。中医学称为"痰核"。

中医学认为,痰核因脾虚不运,湿痰流聚而聚滞皮下。生于身体上部者多挟风热,生于下部者多挟湿热。

【临床表现】

脂肪瘤好发于肩、背、臀、前臂等处,大小不一,多少不等,无红无热,不硬不痛,推之不移,有假性波动感。

【治则】

健脾,化痰,散结。

【取穴】

主穴:阿是穴。

配穴:丰隆、足三里、风池、阴陵泉。

【操作】

根据瘤体大小取相应不同长度的长针,在离瘤体 1 mm 处呈 15°斜刺进针,针体从瘤的基底部穿透至对侧,每隔 1 cm 左右呈梅花状多针围刺。余穴常规针刺操作。身体上部者配合取风池、丰隆、足三里,身体下部者取阴陵泉、丰隆、足三里,均深刺捻转泻法。留针 30 分钟。

【疗程】

每日或隔日针 1 次,10 次为 1 个疗程。

【疗效与分析】

本方法治疗本病有一定疗效,尤其适合不宜手术摘除的患者。一般直径为 2 cm 以下的病灶,只需治疗 1 个疗程左右即自然消失。直径为 2～4 cm 的瘤体需治疗 3～4 个疗程。

经过多针直接透刺病灶,破坏瘤体细胞在基底部的生长。针风池穴能祛风化热,足三里、阴陵泉、丰隆穴可健脾化痰祛湿。

【**参考文献**】

［1］杨兆钢.中国实用芒针治疗［M］.天津：天津科技翻译出版公司,1994.

［2］张伯臾,董建华,周仲瑛.中医内科学［M］.5 版.上海：上海科学技术出版社,2018.

［3］中国国家标准化管理委员会.中华人民共和国国家标准·针灸技术操作规范：芒针［S］.北京：中国标准出版社,2014.

［4］孙国杰.针灸学［M］.2 版.北京：人民卫生出版社,2011.

〖后　记〗

　　《芒针疗法教程新编》一书完稿了，回首此书的编写，历两年有余。编书的起因是一次闲谈，当时与江苏三才五妍医疗科技发展有限公司的于安伟先生一起讨论如何面对现代化中医医院或中医科室发展中的针灸质控问题，提到芒针的规范、安全使用，苦于芒针无法符合洁针标准。

　　本人从临床运用入手，研发设计出了一种非接触式芒针，即在使用芒针等长针体针具时无须接触针身，也能灵活地控制针刺方向角度与力度，从而符合洁针技术标准。此三段分体式套管芒针，单根独立无菌包装，使芒针的操作过程更加简便，符合无菌操作的规范要求。将之投放临床应用之后，颇受针灸医生好评，因此有意重新编写一部适合现代临床的芒针疗法著作。

　　只是此疗法自近代芒针创始以来，历经沈金山等众多前辈临床实践验证，已趋完善，唯恐再次编写成为"狗尾续貂"。勉力召集平素跟我学习的门人弟子，大家讨论研究，制订了此书编写的大纲，然后分工合作，将我在临床应用非接触式芒针的治疗情况作总结整理。

　　在编写过程中，为了避免由于眼光思维局限，出现不当之处，初稿邀请上海市针灸学会会长吴焕淦教授审阅，其后几易其稿，最终定稿，并确定书名为《芒针疗法教程新编》。

　　希望此书的出版，能够对临床医师起到启迪思路、提升临床疗效的作用。由于经验所限，书中难免错谬不足之处，望同道能包容并不吝赐教，给出宝贵意见，希冀再版的时候改进修正。

沈卫东

二零二一年春于上海